AYUNO INTERMITENTE: RESPETA TU CUERPO Y SUS RITMOS

APRENDE CÓMO REACTIVAR TU METABOLISMO, AUMENTAR TU ENERGÍA, VIVIR SALUDABLEMENTE Y ADELGAZAR DEFINITIVAMENTE. PLAN DE ALIMENTACIÓN INCLUIDO.

FLAMINIA DEL MORAL

ÍNDICE

INTRODUCCIÓN

Combatir el sobrepeso es uno de los principales problemas que enfrenta la sociedad, por todos lados vemos planes de dietas milagrosas o productos fantásticos que prometen llevarte a tu peso ideal sin esfuerzo. Sin embargo, existe una técnica que en los últimos años ha llamado la atención del público y de los doctores debido a su comprobada efectividad y resultados duraderos. Esta técnica no es nada del otro mundo ni se necesita de productos milagrosos, se trata del ayuno intermitente.

Muchas personas ignoran que el ayuno es una de las mejores formas de tener una buena salud. Hay muchos prejuicios en contra de este método, el principal de ellos es que se considera erróneamente que ayuno es lo mismo que pasar hambre, sin embargo, esta es una equivocación, al contrario, el ayuno no es pasar hambre por falta de comida, es en realidad una decisión voluntaria de abstenerse de comer por razones de salud. Si se realiza con disciplina el ayuno no tiene que ser una tortura, millones de personas lo practican en su vida diaria y viven de manera plena y saludable.

Cuando alguien hace un ayuno toma la decisión de no comer por un periodo específico de tiempo, no obstante, esto no quiere decir que se vaya a sentirse hambriento todo este periodo, después de un tiempo su cuerpo aprende a manejar la sensación de vacío en el estómago. El ayuno termina cuando la persona se decide a comer algo, así que esencialmente todos hacemos ayunos de tiempo en tiempo. Lo que hace distinto al ayuno intermitente es lo que pasa dentro de tu cuerpo cuando dejamos de comer por periodos prolongados de tiempo.

El ayuno intermitente (AI por sus iniciales y nos referiremos a él de esta manera en adelante) no es otra cosa más que dejar de comer por un periodo de tiempo extenso y de forma cíclica, estableciendo horarios para volver a ingerir alimentos. Este periodo de ayuno puede variar dependiendo de cada persona y los tipos de resultados que desea conseguir. En el AI se hace un ciclo en el que se alternan ayunos prolongados y periodos de ingesta regulados. Este método ha demostrado ser muy útil para las personas que quieren perder peso y cada vez más doctores y nutricionistas lo recomiendan a lo largo del mundo.

Hasta hace no mucho tiempo había mucho escepticismo hacia el ayuno, muchas personas pensaban cosas como: "*¿Quién en su sano juicio se moriría de hambre intencionalmente? Solo un loco pensaría que pasar hambre sería bueno para la salud, tiene que ser una broma de mal gusto, ¿cierto?*" Este es un pensamiento que muchas personas siguen teniendo, pero a diferencia de lo que pasaba en el siglo pasado, ahora tenemos una abrumadora cantidad de datos y estudios que demuestran la efectividad del ayuno.

A lo largo de toda la historia los seres humanos han hecho

ayuno. Nuestros antepasados cazadores y recolectores no siempre tenían comida a su disposición por lo que regularmente comían menos de lo que necesitaban y debían salir a cazar teniendo sus estómagos vacíos. Y este ayuno involuntario no les causaba ninguna clase de problema de salud, al contrario, pudieron salir adelante y convertirse en la especie que hoy en día domina el planeta, si los cavernícolas pudieron sobrevivir al ayuno, seguramente tú también puedes, es solo cuestión de que le pierdas el miedo.

Si estás leyendo este texto es porque tienes un interés particular por bajar de peso, pero lo que descubrirás es que el AI es mucho más que solo un método de reducción de peso, es también una forma de ser más saludable, una herramienta para combatir enfermedades y la llave para tener una sensación de bienestar generalizada. El tratamiento de la obesidad es un tema muy delicado y en muchos planes nutricionales se le da prioridad a la pérdida de peso pero se descuidan otros aspectos de la salud, lo que termina siendo dañino para el paciente, esto no pasa con el AI.

Dentro de este libro encontrarás los conceptos básicos del ayuno intermitente y los beneficios que traerá a tu cuerpo y mente, verás que el ayuno intermitente puede ser parte de tu vida y por qué es importante que comiences a aplicarlo lo antes posible. Si se realiza de la manera adecuada el ayuno te ayudará a perder peso e incluso puede retrasar la aparición de enfermedades crónicas y degenerativas. Toda la información que encuentres aquí te será de mucha ayuda, considera que este libro es una guía hacia un estilo de vida más saludable.

Incluso si tu interés principal no es la pérdida de peso, el ayuno intermitente puede hacerte sentir mucho mejor, no solo las personas con sobrepeso pueden sacar provecho de esta técnica revolucionaria, el ayuno es para todos, no por nada desde la antigüedad y en todos los rincones del mundo se ha recomendado el ayuno como una forma de curación. Es importante recalcar que hacer ayuno no es sinónimo de pasar hambre, como todo método de dieta esto es algo controlado y tu cuerpo se puede acostumbrar para que no tengas una sensación de vacío en el estómago constantemente.

Como un enfoque dietético, el ayuno intermitente puede ser fácilmente incorporado a tu vida diaria, no por nada ha sido una sensación entre las estrellas de Hollywood. Las personas siempre están pensando en lo novedoso, en la última moda y por eso en muchas ocasiones dejan pasar los viejos métodos que han probado ser tan útiles para los seres humanos. El ayuno es algo tan sencillo que cualquier persona lo puede practicar, no es necesario comprar nada ni realizar grandes esfuerzos, es uno de los métodos más simples para tener una mejor salud y, sobre todo, uno de los más efectivos para perder peso.

Una clara advertencia que debe hacerse es que este método parece mágico pero no lo es, todo tipo de dieta necesita de constancia y fuerza de voluntad, sin estos elementos te será imposible conseguir los resultados que estás esperando. Si no sigues como es debido el ayuno intermitente entonces perderás muy pronto los resultados que consigas, todo en la vida necesita de esfuerzo, el ayuno intermitente no es la excepción, por ello debes estar consciente que para conseguir cualquier cambio en tu peso es necesario primero un cambio en tu mentalidad. Tu objetivo final no debe ser simplemente perder peso, sino ser una persona más saludable, verás que una actitud positiva y un estilo de vida saludable van de la mano con la pérdida de peso y el bienestar general.

Cuando aprendas la manera correcta de realizar el ayuno intermitente podrás aplicarlo en tu vida para aprovechar todos sus beneficios y así convertirte en una persona más sana, más fuerte y más atractiva. Para que esto sea posible en este libro encontrarás mucha información útil que está dividida en dos grandes secciones, la primera será una parte teórica en la que podrás aprender más acerca de este fascinante método y en segundo lugar habrá una parte práctica en la que encontrarás consejos, planes de ayuno e incluso de alimentación para que los pongas en práctica cuanto antes.

Comenzaremos este recorrido con un poco de la historia del ayuno en distintos lugares y épocas, así podrás conocer más sobre este concepto que nos ha acompañado desde el principio de los tiempos y por qué es tan importante recuperarlo. Tocaremos todos los fundamentos del ayuno intermitente, qué es, cómo funciona dentro de tu cuerpo y qué podemos esperar. Seguiremos por los beneficios y los efectos que tiene el ayuno, así como, las distintas etapas por las que atraviesa el ayuno intermitente.

En la segunda parte de este libro encontrarás información práctica sobre cómo aplicar el ayuno intermitente en tu vida diaria. Hay distintas formas de AI que puedes aplicar como 5:2, 16:8, la dieta del guerrero o ayuno cada tercer día (Another Day Fasting en inglés), es necesario que conozcas distintos métodos para que así puedas elegir el que mejor se ajuste a tu estilo de vida. Por último, encontrarás un plan de ayuno y alimentación para que hagas una prueba por 4 semanas.

Al terminar de leer este libro tendrás las herramientas necesarias para aplicar el ayuno intermitente de forma segura en tu vida y serás capaz de sacarle el mayor provecho posible sin riesgo de que sufras algún efecto negativo. En estas páginas encontrarás la llave para una vida más saludable y para disfrutar de tu peso ideal, con resultados que durarán un largo tiempo. Con este método no tendrás el terrible rebote que tienen las dietas convencionales, podrás disfrutar de tu vida sin miedo a la obesidad.

Si estás listo para cambiar tu vida por completo, entonces continúa leyendo estas páginas para que aprendas todo lo que necesitas saber acerca del ayuno intermitente, esta información te llevará a transformar tu cuerpo, tu salud y tu mente de manera responsable, aprendiendo a escuchar las necesidades de tu cuerpo, respetando sus tiempos para que así los cambios en tu vida sean duraderos e integrales.

PRIMERA PARTE

CAPÍTULO UNO: LA HISTORIA DEL AYUNO

Para entender mejor esta técnica es necesario que hagamos un recorrido por la historia y los usos que se le ha dado al ayuno en distintas civilizaciones o regiones. El ayuno es tan antiguo como la humanidad y desde las culturas más antiguas se descubrió los efectos positivos que puede tener para la mente y el cuerpo. El ayuno no es otra cosa más que la abstinencia de comida o bebida por un periodo de tiempo. Se cree que los hombres primitivos lo practicaban durante sus ritos de fertilidad y durante el cambio de estaciones.

En las primeras civilizaciones humanas, como los asirios y los babilónicos, el ayuno era una forma de penitencia, un castigo autoinfligido para saldar una deuda con la divinidad. Sin embargo, había muchas otras razones por las que se realiza esta abstinencia de comida, las cuales se agrupan en muchas variantes que van desde la salud, la religión o la sociedad.

El ayuno ha sido practicado casi por todos los seres humanos del mundo, desde los campesinos y gente del pueblo, hasta líderes religiosos o por grupos que buscan hacer una protesta. Las principales razones del ayuno en la antigüedad se pueden englobar en 2 grandes categorías: el ayuno por iluminación espiritual y el ayuno por razones de salud. Veamos la primera categoría con más detenimiento.

El ayuno religioso

Los usos más antiguos del ayuno son religiosos y rituales, su aplicación puede ser encontrada en un gran número de religiones, desde el cristianismo, el islamismo, judaísmo e hinduismo. Si bien las razones y los métodos de ayuno de cada religión son distintas hay elementos que nos ayudan a relacionarlos. Hay dos prácticas de ayuno religioso que han sido ampliamente documentadas y que persisten hasta nuestros días:

* El Ramadán islamico

Este es uno de los usos más conocidos del ayuno religioso en el mundo y que hasta el día de hoy es practicado por millones de personas alrededor del mundo. Los musulmanes lo practican durante la festividad conocida como el Ramadán, en la cual se abstienen de comer, beber o tener relaciones sexuales durante las horas del día.

Cada año millones de musulmanos se abstienen de comer o beber desde el amanecer (el Sahur) hasta el atardecer (el Iftar) durante el mes sagrado del Ramadán. Este ayuno comprende periodos de abstinencia y periodos de ingesta. Los periodos de ingesta tienen una duración aproximada de 12 horas y los periodos de ayuno 12 horas.

- La cuaresma y la Asunción de los cristianos
  ortodoxos

Durante la cuaresma, uno de sus principales periodos de ayuno, los cristianos ortodoxos se abstienen de productos lácteos, huevos y carne roja durante cuarenta días. Además, entre semana no consumen aceite de oliva ni pescado. En la Asunción siguen las mismas restricciones excepto el 6 de agosto. La dieta de los griegos ortodoxos consiste principalmente de pan, frutas, legumbres, nueces, semillas, pescados y vegetales durante la época del ayuno.

Durante los periodos de ayuno los cristianos ortodoxos no dejan de comer por completo, hacen cambios en su dieta para compensar la falta de carne y otros productos lácteos. Este cambio de dieta va encaminado a hacer reverencia a las figuras centrales del cristianismo, Jesús y María, demostrando su devoción privandose de los alimentos más esenciales.

El ayuno en muchas religiones se relacionaba con el ascetismo, era considerado como una virtud, una muestra de entrega y de fortaleza espiritual. Al abstenerse de la comida y de la bebida se demostraba la entrega hacia la divinidad y su devoción. Los monjes budistas siguen las reglas del Vinaya que dictan que no deben ingerir alimentos después de la comida del mediodía. El ayuno es practicado también durante periodos de meditación intensa en los que no se puede romper la concentración.

Los usos y maneras del ayuno varían de acuerdo a cada religión, pero todas se relacionan con formas de sacrificio y de fortaleza en la que se priva al cuerpo de alimento para alcanzar un estado de pureza y mayor cercanía con la divinidad. Era una especie de intercambio en el que se sacrificaba algo para recibir el favor y la gracia divina.

Es de la antigua Grecia de donde vienen nuestros registros más antiguos del uso del ayuno para mejorar la salud y no solo para usos rituales o sociales. Filósofos como Sócrates, Aristóteles y Pitágoras elogiaron los beneficios del ayuno para el cuerpo y la mente de las personas. Pitágoras le exigía a sus alumnos que hicieran un ayuno antes de asistir a alguna de sus clases. Él mismo, solía pasar por periodos de ayuno de 40 días, ya que pensaba que esto incrementaba su percepción y creatividad.

El ayuno terapéutico

El ayuno ha sido utilizado con motivos medicinales desde el siglo 5 AC, se tiene registrado que el médico Hipócrates (también conocido como el padre de la medicina) recomendaba la abstinencia de comida o bebida cuando sus pacientes mostraban ciertos síntomas de enfermedad. Los médicos antiguos reconocieron que había un instinto por dejar de comer en ciertos pacientes que naturalmente perdían el apetito.

Los doctores de la antigüedad creían que dar alimento durante la enfermedad podría ser contraproducente, el ayuno era considerado como una parte importante del proceso de recuperación natural. Los egipcios tenían una alta estima del ayuno y pensaban que era un remedio aplicable contra la sífilis y enfermedades relacionadas. Los persas mantenían su vitalidad y resistencia haciendo una sola comida al día y evitaban en mayor medida el consumo de la carne. Los soldados de Esparta entrenaban a sus niños en ayunas para que fueran más fuertes que los niños de otras regiones. Entre los soldados romanos existía el hábito de ayunar una vez por semana.

Platón hizo una distinción de la medicina en dos categorías, una real, la que daba buena salud, y una falsa, que solo aparentaba dar salud. En la categoría de medicina real incluía tratamientos como el ayuno, el aire y el sol.

En la Edad Media, el médico suizo Paracelso (uno de los padres de la medicina occidental) fue un gran promotor del ayuno, lo recomendaba para todos sus pacientes e, incluso, llegó a decir que "el ayuno es el mejor remedio, es un médico interior".

Siglos más tarde, el doctor Friedrich Hoffmann escribió un importante trabajo titulado *Cómo curar enfermedades graves mediante la moderación y el ayuno*, en el cual expuso las cualidades que podía tener la abstención de alimento en algunos enfermos. Este trabajo fue muy importante en su época y una de las premisas de este trabajo era: "para cada enfermedad, lo mejor es que el paciente no coma nada".

El fundador de la higiene racional, el doctor Friederich Hufeland, compartía estas ideas sobre las propiedades terapéuticas del ayuno, les recomendaba a sus pacientes evitar la comida cuando estuvieran enfermos, decía: "debido a la naturaleza misma de los humanos, una persona enferma muestra un desprecio por la comida que es incapaz de digerir".

El ayuno en el siglo XIX y XX

Con el paso del tiempo, y los avances de la ciencia médica, llegó un mejor entendimiento de los efectos fisiológicos del ayuno y durante la mayor parte del siglo XIX se realizaron estudios sobre la aplicación del ayuno medicinal. Algunos científicos desarrollaron estudios en animales y el primer científico en América que comenzó a aplicar largos periodos de ayuno con intenciones curativas fue el doctor Edward Dewey. Él afirmaba que todos los pacientes que perdían el apetito o que tenían inflamación en la lengua no debían comer absolutamente nada hasta que el apetito regresara naturalmente.

Edward Dewey fue un pionero en el uso del ayuno en América, según sus palabras: "Durante el curso de Ciencias Médicas, comencé a dudar de la efectividad de los medicamentos, pero después del curso comencé a tratar a mis pacientes con métodos convencionales. Entre mis pacientes había una joven enferma con tifoidea, quien instintivamente ayunaba, toda la comida le daba asco, todo lo que comía la hacía vomitar, así que la dejé ayunar. La joven se recuperó y este caso me animó a usar el ayuno con otros pacientes. La experiencia me hizo convencerme de las propiedades curativas del ayuno, por lo que comencé a usar el ayuno mayoritariamente y a usar menos medicamentos".

El doctor Dewey fue muy creyente del ayuno prolongado, algunos de sus pacientes se abstuvieron de comer hasta 50 días. Una de las estudiantes de este doctor, la doctora Linda Burfield Hazzard publicó un libro titulado: *El ayuno para la cura de las enfermedades*, el cual fue muy popular en Inglaterra y Estados Unidos, y sentó un precedente para la aplicación del ayuno en la medicina moderna.

Fue en el cambio del siglo XIX al XX cuando importantes doctores comenzaron un movimiento a favor de la medicina natural y terapias sin medicamentos, en países europeos como Alemania, Suiza y Francia, se abrieron resorts especiales para pacientes que quisieran realizar una terapia de ayuno. Sin embargo, en los Estados Unidos hubo un rezago y oposición a adoptar enfoques orgánicos y naturales, a pesar de que los padres de la medicina occidental (Hipócrates, Galeno y Paracelso) recomendaban el ayuno, la medicina clínica no lo considera un método formal.

Durante el siglo XX cuando los conocimientos sobre nutrición y necesidades nutricionales se volvieron más avanzados, los ayunos terapéuticos se fueron perfeccionando y surgieron distintos enfoques para el ayuno. Con el tiempo se comenzó a relacionar el ayuno con la ingesta de calorías, entendiendo que una menor ingesta se relacionaba con efectos positivos en el desarrollo de las enfermedades. Sin embargo, no se tenía una idea concisa de los efectos que tenía en el cuerpo y la ciencia médica progresivamente se fue alejando de los enfoques naturales como el ayuno.

Los médicos de muchas partes ignoraron la extensa tradición que había sobre el ayuno y sus beneficios a la salud, prefirieron un enfoque relacionado con la farmacéutica, una de las industrias más grandes y poderosas del mundo, por lo que se puede explicar porqué muchos doctores preferían recetar pastillas y medicamentos en lugar de recomendar un ayuno para el tratamiento de enfermedades. Además muchos de los doctores del siglo XIX y XX que recomendaban el ayuno lo hacían con bases empíricas, no realizaban pruebas de laboratorio que respaldaran sus teorías.

No sería hasta los primeros años del siglo XXI cuando se comenzaría a entender con mayor profundidad la relación que había entre el ayuno, el combate de enfermedades crónicas y la pérdida de peso. En gran medida uno de los responsables de que el ayuno estuviera más presente en los planes de dieta y en los medios de comunicación, fue Michael Mosley, un presentador de televisión, periodista y doctor que trabaja para la famosa cadena BBC de Londres.

Micheal Mosley y el furor por el ayuno en el siglo XXI

El interés desmedido por las dietas de ayuno intermitente comenzó en el año de 2012 cuando Michael Mosley, un periodista británico, publicó su popular investigación acerca de los beneficios del ayuno. Mientras preparaba su documental *Eat, Fast, Live Longer* (Come, Ayuna, Vive más) para la BBC de Londres, en el cual se puso a dieta, descubrió que sus niveles generales de colesterol mejoraron y que los riesgos de contraer una enfermedad crónica degenerativa relacionada con el envejecimiento disminuyeron gracias a su ayuno. Como consecuencia este método de dieta comenzó a hacerse popular en Inglaterra y luego en el resto del mundo.

En su famoso reportaje sobre el ayuno de días alternos (ADF por sus siglas en inglés), el cual consiste en comer lo que se quiera un día y al día siguiente tener una dieta muy restringida (menos de 600 calorías); Mosley descubrió que lo más sorprendente es que no parece importar mucho lo que se come en los días de no ayuno. No importa tanto lo que comes, lo importante es cuándo comes.

La Dra. Krista Varady, de la Universidad de Illinois en Chicago, llevó a cabo un ensayo de ocho semanas en el que se compararon dos grupos de pacientes con sobrepeso que seguían la ADF. "Si se respetaban los días de ayuno, en términos de riesgo de enfermedades cardiovasculares, no parecía importar si se seguía una dieta alta o baja en grasas en los días de alimentación (sin ayuno)", dijo. De tal manera que no importaba mucho el tipo de alimento que se ingería, sino los periodos de ayuno.

Mosley decidió que no podía llevar un ayuno ADF, era demasiado para su estilo de vida. En su lugar, hizo una versión más sencilla, la llamada dieta 5:2. Como su nombre indica, se come normalmente 5 días a la semana, y dos días a la semana se practica el ayuno, o sea una ingesta menor de 500 calorías si se es mujer, o de 600 calorías si se es hombre (explicaremos con más detalle este plan en la segunda parte de este libro).

Micheal afirmó: "no hay reglas firmes porque hasta ahora ha habido pocos ensayos adecuados en humanos. Descubrí que los días de ayuno los superaba mejor si tomaba un desayuno ligero (huevos revueltos, una rebanada fina de jamón y mucho té negro, que sumaban unas 300 calorías), mucha agua y té de hierbas durante el día, y luego una cena ligera (pescado a la parrilla con muchas verduras) por la noche".

En los días de alimentación, Mosley comía lo normal y no sentía la necesidad de atiborrarse de comida. Contrario a lo que muchas personas pensaban, el pasar un día en ayuno no provocaba una sensación de hambre incontrolable. Cuando intentó el ayuno ADF se sentía muy ansioso a causa del café y las bebidas azucaradas que consumía, el azúcar es un enemigo natural del ayuno ya que el azúcar provoca una falta de energía después del impulso inicial.

Michael siguió esta dieta durante 5 semanas, en las que perdió casi un kilo y sus marcadores sanguíneos, como el IGF-1 (Factor de crecimiento insulínico), la glucosa y el colesterol, mejoraron notablemente. Estos indicadores eran muy alentadores, la reducción de estos factores, en gran medida, disminuyen el riesgo de contraer enfermedades relacionadas con la edad, como el cáncer y la diabetes.

La opinión médica actual es que los beneficios del ayuno no están completamente comprobados y hasta que no haya más estudios en humanos es mejor comer al menos 2000 calorías al día. Si realmente se quiere realizar ayuno, se debe hacerlo de manera informada o bajo supervisión médica, porque hay muchas personas, como las mujeres embarazadas o los diabéticos medicados, para las que podría ser peligroso.

A Michael Mosley lo vigilaron de cerca durante todo el proceso y el método 5:2 le resultó sorprendentemente fácil. Micheal quedó tan sorprendido que decidió seguir con el ayuno por más tiempo, aunque con menos frecuencia. En sus propias palabras: "el ayuno, al igual que la alimentación, es mejor hacerlo con moderación". A partir de este reportaje comenzó a ser cada vez más frecuente la aparición del ayuno intermitente en los medios y en los consultorios nutricionales.

El AI y Hollywood

El impacto que está teniendo el ayuno intermitente en los últimos años no se debe exclusivamente a sus excelentes resultados, también tiene que ver con el impacto mediático que ha alcanzado gracias a la promoción que ha recibido por parte de grandes figuras del mundo del espectáculo.

Muchas actrices están todo el tiempo persiguiendo su ideal de belleza usando dietas y ejercicios, buscando cuáles son los regímenes alimenticios que favorecen la pérdida de peso para conservar su figura. Otro factor importante para ellas es la desintoxicación del cuerpo para lucir y sentirse saludables. Y para su suerte, todos estos beneficios los han encontrado en el ayuno intermitente. Famosas de la talla de Jennifer López y Kim Kardashian han contribuido a aumentar la fama del AI.

No solo las actrices se han favorecido del ayuno intermitente, algunos famosos como Hugh Jackman, el actor que interpreta a Wolverine de los *Hombres X,* también lo ha aplicado con éxito para perder peso y prepararse para sus papeles. El actor Chris Pratt, de la famosa saga *Guardianes de la Galaxia*, compartió sus secretos para prepararse para sus papeles de superhéroe en un post de Instagram: "Entonces, estoy haciendo esta cosa del ayuno intermitente, no como nada hasta el mediodía, intento hacer mi cardio por la mañana, es cosa de actores super emocionante".

Otras celebridades como Jenifer Aniston y Reese Witherspoon son fanáticas de esta tendencia del ayuno intermitente, ambas han revelado que se apegan a un periodo de 16 horas de ayuno diariamente (el famoso método 16:8 del que hablaremos con más detenimiento más adelante). En una entrevista de radio Aniston declaró: "hago ayuno intermitente, así que no como nada por la mañana. Me tomo un jugo de apio y después me preparo café".

Otras famosas como Beyoncé y Selena Gómez han mostrado un cambio físico impresionante tras practicar el ayuno intermitente. Para la actriz Scarlett Johansson el AI ha servido para estar perfecta para su personaje de la Viuda Negra en la saga de *The Avengers.* Y la actriz Vanessa Hudgens reconoce que se debe realizar un gran esfuerzo para hacer el ayuno intermitente pero que los resultados valen mucho la pena.

Estos son solo algunos ejemplos de la penetración que ha tenido la técnica del ayuno intermitente en los medios de comunicación, su furor se debe a que es muy efectivo y los resultados son duraderos, al contrario de otras dietas en las que es muy fácil recuperar el peso perdido. Si todas estas celebridades han podido beneficiarse de esta técnica, está claro que tú también puedes hacerlo y con la ayuda de este libro te será más sencillo.

Ahora que ya hemos hecho un recorrido por la historia del ayuno desde la antigüedad hasta nuestros días, es momento de que entremos de lleno al tema, en el siguiente capítulo aprenderás sobre los conceptos básicos del ayuno intermitente, cómo funciona, qué pasa dentro de tu cuerpo cada vez que ayunas y por qué te ayuda a quemar grasas.

CAPÍTULO DOS: LOS FUNDAMENTOS DEL AYUNO INTERMITENTE

El ayuno intermitente es más que una dieta para perder peso, es un estilo de vida. Es una manera de comer que te permite hacer un plan de alimentación en el que cada comida que hagas será más provechosa para tu salud. Lo más importante de este plan no es lo que comes, sino el tiempo en el que comes. De tal manera que esta es una técnica ideal para perder peso sin la necesidad de pasar hambre o tener una dieta baja en calorías. Otro de los beneficios del AI es que te permite conservar tu músculo intacto mientras pierdes peso.

Este método es ideal para muchas personas ya que no tienen que cambiar demasiado sus hábitos alimenticios, no es necesario que dejes de comer cierto tipo de alimentos o que te prepares recetas extravagantes, de tal manera que puedes comenzar a ayunar sin la necesidad de tener que tirar toda la comida que ya tienes en casa o gastar una fortuna en el supermercado comprando alimentos orgánicos o macrobióticos, puedes incorporarlo a tu rutina diaria de inmediato.

Puede que hayas escuchado sobre el ayuno intermitente por

tus amigos o tal vez lo escuchaste en algún programa de televisión, últimamente está en todos lados. Quizás escuchaste a alguien en el gimnasio hablando sobre este tema. A pesar de proporcionar resultados casi milagrosos, no es nada del otro mundo, como su nombre lo indica es ayuno por periodos de tiempo intermitentes. Seguramente te preguntarás ¿qué tiene de especial pasar estos periodos de tiempo sin comer? La respuesta se relaciona con los procesos por los que pasa tu cuerpo cuando procesa la comida y cuando pasas mucho tiempo sin comer.

Tu cuerpo trabaja de manera diferente cuando lo alimentas que cuando no lo alimentas, esta es la clave para entender cuáles son los fundamentos del ayuno intermitente y por qué puede hacer una gran diferencia en tu vida. En muy pocas palabras se trata de que entre más tiempo pases sin comer más fácil te será quemar las grasas acomuladas en tu cuerpo, pero lo explicaremos con más detenimiento en los próximos capítulos. Para poder hablar de este tema de una manera más amplia, es necesario entender cómo funciona tu metabolismo y todos los elementos químicos que entran en juego a la hora de comer.

Entendiendo tu metabolismo

El metabolismo son todos los procesos físicos y químicos que suceden dentro de tu cuerpo para transformar la comida en energía. Hay distintos estados en el proceso de absorción de los alimentos, cuando recién acabas de comer tu cuerpo está digiriendo la comida y se prepara para absorber los nutrientes, entonces tu cuerpo se encuentra en el proceso de digestión. Este proceso comienza cuando ingieres alimentos y generalmente dura entre tres y cinco horas, este es el tiempo que le toma a tu organismo digerir la comida y convertirla en energía para las células.

Tu metabolismo se adapta a las necesidades nutricionales de tu cuerpo y para la coordinación de estos mecanismos metabólicos cada uno de tus órganos y tejidos debe estar estrictamente regulado e integrado con el resto de tu organismo. Tu cuerpo sabe qué es lo que necesita y lo que tiene que hacer con la comida que le das. Hay dos grandes procesos en tu metabolismo, el primero de ellos descompone los alimentos (catabólicos) y el segundo compone moléculas complejas a partir de moléculas más pequeñas para ser aprovechadas por tu cuerpo (anabólicos). Veamos ambos procesos con más detalle.

- Procesos catabólicos

Estos son procesos de degradación, en los que tu organismo descompone la comida que ingieres para procesar los alimentos o las reservas propias de tu sistema, transformando la comida en moléculas más pequeñas que pueden ser aprovechadas por tu cuerpo. En los procesos catabólicos se produce energía, parte de esta energía no es utilizada directamente por las células, sino que se almacena en moléculas especiales, estas moléculas contienen mucha energía y se almacenan para cuando el organismo las necesite.

Este término proviene del griego katos (hacia abajo) y ballein (lanzar), ya que es un movimiento que va de lo más complejo, lo más grande, hacia lo más simple y pequeño. Las reacciones catabólicas, generalmente, consisten en reacciones de reducción-oxidación de moléculas orgánicas. En el catabolismo es cuando se produce la energía que utilizan tus células musculares para moverse, también se produce la energía que regula la temperatura de tu cuerpo o la que se consume en los procesos anabólicos.

El catabolismo es necesario para que puedas aprovechar todo lo que comes, tu cuerpo necesita hacer un gran esfuerzo para aprovechar lo que ingieres, no puede mágicamente absorber los nutrientes de la comida, necesita descomponerlos y crear partículas más pequeñas y con la composición adecuada para que se conviertan en energía para tus células. Mientras tu cuerpo realiza el catabolismo se libera energía que está almacenada dentro de las moléculas.

- Procesos anabólicos

Esta es la fase del metabolismo que tiene el fin de crear estructuras bioquímicas complejas a partir de sustancias más simples que serán aprovechadas por tu cuerpo. Es decir que se utiliza energía química de tu organismo para componer biomoléculas complejas a partir de otras más sencillas. Es un proceso contrario y complementario al del catabolismo.

El nombre del término proviene del griego ana (hacia arriba) y ballein (lanzar), ya que implica la conformación de compuestos más complejos a partir de otros más sencillos, yendo de abajo hacia arriba, de lo básico a lo complejo. Anabolismo y catabolismo son dos procesos contrarios pero que funcionan de forma conjunta y armónica y que son difíciles de separar. Tu cuerpo utiliza estas reacciones para producir proteínas a partir de aminoácidos, estos procesos anabólicos son necesarios para producir nuevas proteínas.

El anabolismo es el encargado de aumentar tu masa muscular, fabricar componentes celulares y tejidos corporales indispensables para el crecimiento. Además se almacena energía mediante moléculas orgánicas como el almidón, glucógeno, triglicéridos o en pocas palabras grasa. Este tipo de energía molecular es esencial y se utiliza como una reserva de emergencia. En el catabolismo se libera energía química que está en los enlaces químicos, en el anabolismo, al contrario, se consume energía de tu cuerpo para así formar nuevas moléculas complejas.

Cuando el catabolismo y el anabolismo se encuentran en equilibrio las células se mantienen estables, pero cuando es necesario descomponer tejidos el catabolismo debe predominar sobre el anabolismo. Estos dos procesos son muy importantes porque son los que se encargan de aprovechar los alimentos que consumes, ambos están relacionados con los estados del metabolismo y la producción de insulina. La insulina es un elemento crucial, ya que su producción está relacionada con tu energía y la acumulación de grasas, en pocas palabras entre más insulina haya en tu sangre, más difícil será para tu cuerpo quemar las grasas.

Los estados del metabolismo

Hay tres estados reconocibles en el metabolismo de los seres vivos: el estado absortivo, el estado postabsortivo y la inanición. Estos son los estados por los que pasa tu cuerpo cuando comes, dos de estos se relacionan con el catabolismo y el anabolismo, mientras que el tercero es aquel en el que tu cuerpo se comporta de manera diferente porque ya se ha consumido todos los nutrientes ingeridos. Veamos cada uno de estos estados.

- Estado absortivo

También es conocido como estado de digestión, ocurre después de que ingieres alimentos y tu cuerpo está digiriendo la comida y absorbiendo los nutrientes (el catabolismo predomina sobre el anabolismo). La digestión comienza en el momento en el que pones comida en tu boca, sigue cuando la comida se transforma en partículas constituyentes que serán absorbidas por tus intestinos. La digestión de carbohidratos comienza en tu boca, mientras que la digestión de proteínas y grasas comienza en el estómago o en el intestino delgado.

Las partes elementales de los carbohidratos, grasas y proteínas son transportadas a través de las paredes intestinales y entran en el flujo sanguíneo, si son azúcares y aminoácidos, o en el sistema linfático, si son grasas. Desde el intestino, se transportan los componentes al hígado, al tejido adiposo o células musculares donde se procesarán o se acumularán como energía de reserva. Dependiendo de la cantidad y del tipo de comida ingerida, el estado absortivo puede durar hasta 4 horas.

La ingestión de comida y el aumento de los niveles de glucosa en la sangre estimulan al páncreas para liberar insulina. Los niveles de insulina se disparan durante este proceso, se encuentra una mayor presencia de glucosa en la sangre que después es llevada al hígado y a los músculos donde será almacenada para usarse como energía de reserva. Después de que este periodo termina, tu cuerpo entra en el estado post-absortivo, es decir cuando ya no está procesando la comida.

• Estado Postabsortivo

El estado postabsortivo pasa cuando la comida ya ha sido digerida, absorbida y almacenada (el anabolismo predomina sobre el catabolismo). Comúnmente ayunamos durante la noche, pero saltarse comidas durante el día pone también a tu cuerpo en un estado postabsortivo. Durante este estado tu cuerpo debe depender inicialmente de la glucosa almacenada. Los niveles de glucosa en la sangre comienzan a bajar ya que es absorbida por las células y, en consecuencia, hay una disminución de glucosa, también los niveles de insulina bajan.

No obstante, los niveles de glucosa en el cuerpo tienen que mantenerse, por ello el páncreas y el hígado comienzan a segregar hormonas que estimulan la liberación de glucosa y por ende los niveles comienzan a elevarse. El hígado procesa y absorbe la glucosa, pero deja de hacerlo después de un largo periodo de ayuno. El excedente de glucosa producido en esta etapa del metabolismo es absorbido por el hígado y la convierte en triglicéridos y ácidos grasos que son almacenados para ser usados después.

Este estado dura entre ocho y diez horas después de haber ingerido comida, por lo que los niveles de glucosa e insulina en tu cuerpo se mantienen estables incluso si no has comido nada en un largo tiempo. Durante los estados absortivo y postabsortivo tu cuerpo consume mucha energía y no puede dedicarse simplemente a descomponer grasas, debe asegurarse de que todos los niveles se mantengan estables, que los órganos continúen funcionando con regularidad y que las reservas de energía continúen al máximo.

• Estado de inanición

Cuanto tu cuerpo es privado por un largo periodo de tiempo de alimento, entra en un modo de "supervivencia". Su prioridad es producir suficiente glucosa o combustible para el cerebro (el órgano de tu cuerpo que más energía necesita para funcionar). La segunda prioridad es la conservación de aminoácidos para mantener las proteínas. Para ello, el cuerpo usa cetonas, unos compuestos orgánicos que son capaces de descomponer la grasa para crear energía. Ya que los niveles de glucosa son muy bajos durante el estado de inanición, el consumo de glucosa se detiene en órganos que pueden utilizar combustibles alternativos. Por ejemplo, los músculos dejan de usar glucosa y usan ácidos grasos.

Conforme se alarga la inanición y se necesita más glucosa, esta se obtiene de los ácidos grasos y se liberan para ser utilizados como una fuente de glucosa nueva. Después de varios días de inanición las cetonas se convierten en la principal fuente de combustible para el cuerpo, los ácidos grasos y los triglicéridos almacenados en los órganos son utilizados para crear cetonas. Esto previene que las proteínas del cuerpo sean utilizadas como fuente de glucosa ya que su fuente de carbón puede ser descompuesta para crear glucosa, es decir que tu cuerpo comenzará a comerse tus músculos. Una vez que se acaban las reservas de grasa, las proteínas de tu cuerpo son consumidas para producir la energía necesaria para sobrevivir.

El estado de inanición es en el que se queman las grasas porque tu cuerpo las necesita como un combustible de emergencia, pero rara vez entramos en estado porque comemos de manera regular y en promedio 3 veces al día, por lo que no le damos tiempo suficiente a nuestro organismo para entrar en inanición. Es en este punto donde entra en juego el ayuno intermitente. El AI hace que tu cuerpo entre regularmente en estado de inanición en donde es posible quemar grasas, algo que no podrías lograr con un horario de comida regular. Por ello el ayuno te proporciona una ayuda increíble en la pérdida de peso, la gente que practica el AI experimenta una pérdida de peso muy significativa sin la necesidad de modificar su rutina de ejercicios, su ingesta de calorías o el tipo de comida que consumen.

El ayuno y el metabolismo

Ahora que hemos hecho una revisión de los procesos digestivos y cómo es que tu cuerpo aprovecha los nutrientes que ingieres podemos trazar una línea clara entre la relación del ayuno intermitente y la pérdida de peso. Como vimos hay tres estados por los que pasa tu cuerpo cuando metaboliza los alimentos, los primeros dos (el absortivo y el postabsortivo) son en los que se producen los procesos anabólicos y catabólicos, es decir son aquellos en los que se descompone la comida en partículas más pequeñas y simples para después crear moléculas más complejas que son aprovechadas por los órganos de tu cuerpo.

Estos procesos son acompañados por una mayor concentración de glucosa en la sangre y, por lo tanto, una mayor presencia de insulina. La glucosa en tu sangre se aprovecha para usarse como combustible y se transforma en ácidos grasos para ser almacenada en distintos sitios para ser utilizada después como energía de reserva. Durante estos dos estados es que se realizan todos los procesos anabólicos y catabólicos, así que tu cuerpo necesita de combustible para distribuir los nutrientes y la energía entre tus distintos órganos.

Como hemos mencionado antes, en estos dos estados hay una importante presencia de insulina, la insulina es una parte esencial del proceso de metabolismo y es un elemento que juega un papel importantísimo en la pérdida de peso. La insulina se genera cuando hay glucosa en tu sangre debido a la descomposición de los alimentos en el proceso de digestión. La insulina en tu sangre es proporcional a la glucosa que tienes.

La insulina y la grasa

La insulina está directamente ligada con la alimentación ya que la glucosa es la encargada de activar el páncreas y que se produzca insulina. La insulina es la que se encarga de llevar la glucosa hasta los depósitos en los músculos y en el hígado, donde la glucosa es convertida en grasa. Además, cuando hay presencia de insulina en la sangre tu cuerpo no puede utilizar la grasa como fuente de energía ya que se concentra en la glucosa. En pocas palabras, mientras hay glucosa e insulina en el cuerpo no es posible quemar las grasas ya que hay energía de sobra dentro de ti.

Así llegamos a la parte central de este capítulo, hemos visto que durante los procesos absortivos y postabsortivos hay una gran cantidad de glucosa e insulina, por lo que tu cuerpo no tiene necesidad de utilizar la grasa acomulada como una fuente de energía. Para que la insulina y la glucosa disminuyan es necesario que tu cuerpo entre en el estado de inanición en el que tu cuerpo se pone en modo de supervivencia y comienza a consumir grasa para mantenerse activo y conservar las proteínas de tus músculos.

Los estados absortivos y postabsortivos duran entre 10 y 12 horas, por eso es importante que practiques el ayuno intermitente para entrar en el estado de inanición, permitiendo que tu metabolismo supere los altos niveles de insulina y glucosa, así tu cuerpo comenzará a quemar las reservas de grasa que se encuentran en tus músculos y órganos internos. El ayuno no es peligroso, como hemos mencionado antes, este es un mecanismo de defensa que tu cuerpo utiliza para sobrevivir largos periodos de inanición, siempre y cuando no pases más de cinco días sin comer, no tendrás nada de qué preocuparte.

En resumen, el último estado del metabolismo, el de inanición es crucial para bajar de peso porque es el momento en el que tu cuerpo comienza a consumir la grasa que tiene acumulada y por eso bajas de peso. Esto solo es posible si utilizas el ayuno intermitente, ya que por lo general solemos comer tres veces al día, por lo que no dejamos que el ciclo completo del metabolismo se realice, siempre estamos entre los primeros dos, en los que hay una alta presencia de insulina y glucosa y por ende se mantienen llenas las reservas de energía en forma de grasa.

Esta es la lógica detrás del ayuno intermitente y la pérdida de peso, por lo que puedes ver es algo natural, no es necesario que te mates de hambre para llegar al estado de inanición, solo tienes que esperar lo suficiente para que tus niveles de insulina bajen y puedas comenzar a quemar la energía almacenada en forma de grasa. Si lo haces con cuidado no corres ningún riesgo, es todo parte natural de un proceso que tu cuerpo sigue para asegurarse de que no tengas problemas de salud a pesar de que no puedas comer continuamente.

Esta es solo una introducción a los elementos que juegan un

papel dentro del cuerpo cuando estás haciendo un ayuno intermitente, iremos abundando más a lo largo del libro, por ahora es suficiente para que tengas una idea completa de cómo funciona el ayuno y por qué es seguro practicarlo. En el siguiente capítulo hablaremos de los beneficios reales y fáciles de conseguir por medio del ayuno, no es ningún truco, solo es un método que hará que tu dieta sea más sencilla.

CAPÍTULO TRES: LOS BENEFICIOS QUE EL AYUNO INTERMITENTE PUEDE TRAER A TU VIDA

En los capítulos anteriores hemos hablado de los beneficios que te puede traer el AI en relación con la pérdida de peso, sin embargo, este no es el único aporte positivo que puede hacer a tu salud. Los científicos han encontrado evidencias de que periodos cortos de ayuno pueden traer numerosos beneficios para tu salud, desde prevenir enfermedades, combatir los síntomas de padecimientos crónicos, hasta alargar tu vida. Puede sonar demasiado bueno para ser verdad, pero en realidad es un método fantástico para mejorar tu salud en todos los aspectos.

El ayuno intermitente trae muchos beneficios para la salud de las personas que lo aplican en su vida, eso sí, para que sea eficiente tiene que ir acompañado con otros cambios que vayan en dirección a un estilo de vida más sano. El AI no solo es un método para bajar de peso, es una forma de mantenerte más sano y más activo por más años. Como hemos hablado en el capítulo anterior, esto se relaciona con la regulación de hormonas relacionadas con la glucosa, la insulina y la hormona del crecimiento en tu sangre. La alimentación es una parte fundamental de la vida de todos los seres humanos, está ampliamente comprobado que las personas que se alimentan mejor son aquellas que viven mejor y por más años.

A pesar de todos los términos científicos que utilizamos en el capítulo anterior, los beneficios reales que obtienes del ayuno intermitente son más simples y prácticos. Podemos enlistar algunos rápidamente, comenzando por la pérdida de peso, retrasar el envejecimiento, una mayor claridad mental, control de los niveles de insulina y azúcar en la sangre, la autofagia y disminución de la inflamación. Todos estos beneficios puedes disfrutarlos en tu vida simplemente haciendo ayunos prolongados y programados como parte de tu estilo de vida, pero veamos detalladamente cada uno de estos beneficios.

La pérdida de peso y una mejor salud general

Este es el beneficio más común y el que más personas buscan cuando se acercan al ayuno intermitente. El AI es un ciclo continuo de comer y no comer, es una práctica regular y natural en los seres humanos. El ayuno intermitente necesita ser una parte regular de tu agenda. Como una herramienta de dieta es, probablemente, la más poderosa que existe, así como la más antigua y una de las más usadas. La mayoría de las personas que usan el ayuno por motivos de dieta lo utilizan para perder peso y perder el exceso de peso trae consigo un gran número de beneficios a la salud.

Cuando pierdes peso serás capaz de restaurar el balance natural de tu sistema interno, tu circulación sanguínea funciona mejor, tu corazón hace un menor esfuerzo, puedes respirar mejor y por lo tanto oxigenarte más, tus articulaciones sufren menos presión y se degeneran más lento, entre otros cambios. Perder peso no es algo sencillo y no hay fórmulas mágicas para hacerlo, no será fácil deshacerse del peso extra que has acumulado a lo largo de tantos y tantos años. Cuando haces ayuno tu cuerpo utiliza la grasa que se almacena como energía de reserva y la convierte en algo más. Cuando comes constantemente estás almacenando grasa extra que nunca eliminas porque no le das la oportunidad a tu cuerpo de entrar en un estado de inanición, pero cuando ayunas fuerzas a tu cuerpo a depender de la grasa acumulada para crear energía y no acumularla.

Esta es la razón por la que pierdes peso cuando ayunas porque obligas a tu cuerpo a buscar energía de una fuente distinta a la glucosa. Tu cuerpo no está preparado para cargar con el exceso de peso y cuando tienes sobrepeso estás exponiendo a tu cuerpo a un conjunto de problemas de salud. Para perder peso necesitas consumir menos calorías de las que tu cuerpo necesita. Una vez que comiences a bajar de peso verás que tu salud comenzará a mejorar en todas las áreas de tu vida.

La hormona del crecimiento, el envejecimiento y el ayuno

Para empezar, algunos estudios sugieren que los animales que tienen una dieta restringida viven más, pero ¿por qué pasa esto? En su documental para la BBC, Michael Mosley menciona que desde los años 1930 se sabe que comer bien y comer menos extiende la expectativa de vida en los animales y esto se relaciona con la hormona del crecimiento.

Nuestros cuerpos producen naturalmente una hormona llamada IGF-1 (o Factor de crecimiento insulínico tipo 1), esta hormona es la que se encarga de que nuestros cuerpos crezcan y nuestras células se reproduzcan. Esto es algo genial cuando somos niños, necesitamos de muchas hormonas para crecer pero cuando eres un adulto esto no es lo mismo, una alta presencia de la hormona del crecimiento es sinónimo de envejecimiento y enfermedades crónicas.

Según Mosley hay estudios que sugieren que los niveles de IGF-1 pueden ser disminuidos por lo que comes. Los estudios acerca de la restricción calórica en animales sugiere que comer menos ayuda a envejecer más lento. No solo hay que reducir las calorías que consumes, también las proteínas, esta es una recomendación que los doctores han hecho desde hace mucho tiempo pero que no muchas personas se han tomado en serio.

La razón es que cuando tu cuerpo no puede comer mucho deja de "crecer" para entrar en modo de "supervivencia". Los niveles de la hormona IGF-1 disminuyen y un conjunto de genes aparecen para reparar los daños que hay en tu cuerpo. Esta es una teoría muy interesante que se relaciona con el ayuno intermitente, ya que tanto la obesidad como el exceso de insulina se relacionan con el envejecimiento acelerado. De tal manera que ayunar hace que tu envejecimiento sea más lento y hace que tu salud sea más duradera aun en una edad avanzada.

La claridad mental

Cualquiera que tenga problemas de concentración o que quiera mejorar su claridad mental debería aprovechar el ayuno intermitente, ya que es una de las mejores maneras que existe para potenciar el funcionamiento del cerebro. El ayuno mejora el funcionamiento de las conexiones neuronales ayudando a tu memoria y tu aprendizaje. También te ayudará a mejorar la recuperación del cerebro de traumas causados por heridas como infartos o golpes y previene el daño que causan las enfermedades degenerativas neurológicas como el Parkinson o el Alzheimer.

Tu cerebro puede aumentar la producción de ciertas sustancias químicas que mejoraran la respuesta de tus tejidos cerebrales que te ayudan a reaccionar ante los peligros, apuntalar la conciencia y afilar tus sentidos. El tipo de abstinencia de comida que acompaña al ayuno intermitente es lo que hace que el cerebro de las personas que ayunan sea más despierto que el de la mayoría de las personas que no se abstienen de la comida. De igual manera que en el pasado tenían más oportunidades de sobrevivir aquellas personas que podían pensar con rapidez a pesar de no haber comido adecuadamente.

El ayuno intermitente no solo dispara las respuestas naturales de tu cerebro al peligro y demás situaciones, tiene otros beneficios como mejorar tu estado de ánimo que puede llevarte a un estado de euforia. Esto es causado por la liberación de endorfinas, que son las hormonas que te ayudan a controlar tu estado de ánimo y sentirte feliz. El AI también te ayuda a estar más concentrado, tu cuerpo resiente la falta de alimento así que deja de lado los procesos menos importantes para concentrarse en mantener un buen funcionamiento de tu cerebro.

Control de los niveles de insulina y azúcar en la sangre

Cada vez que comes tu páncreas recibe una señal que le indica que tiene que producir insulina. Como hemos mencionado en el capítulo anterior, la insulina juega un papel muy importante en brindar energía a las células de tu cuerpo. El azúcar necesita ser transformada para convertirse en energía para tu cuerpo, para ello es necesario metabolizar la comida que ingieres y lo restante se va a la sangre en forma de azúcar o glucosa. Es ahí cuando aparece la insulina y se adhiere a las moléculas de azúcar y las lleva a las células.

Las células se abren y aceptan la glucosa que la insulina transporta y así usan la energía de la glucosa para sus propios procesos de metabolismo celular. Siempre que los niveles de azúcar están elevados en la sangre, tu páncreas producirá más insulina para llevar el azúcar hacia las células. Este problema se presenta cuando comes de más regularmente así que tu sangre está llena de azúcar, por lo que el páncreas crea más insulina para transportar el azúcar, sin embargo, las células no pueden aceptar la glucosa infinitamente, tienen un límite y, en un primer momento, el excedente se almacenará para ser usado después como energía de reserva. Pero llegará un momento en el que tus células colapsarán y no podrán aceptar más glucosa.

A esto se le conoce como resistencia a la insulina, tus células se vuelven incapaces de recibir la glucosa que la insulina les lleva y tu páncreas seguirá produciendo insulina pero eventualmente se creará un exceso de insulina que dañará tus órganos y tejidos internos. Esto hará que tus niveles de azúcar se continúen incrementando y puedes llegar a desarrollar diabetes tipo 2 junto con muchos otros problemas de salud crónica. Con el AI tu cuerpo puede naturalmente revertir los efectos de la resistencia a la insulina. Cuando ayunas no comes regularmente y esto hace que disminuya la necesidad de insulina. El ayuno es una forma muy efectiva de controlar los niveles de azúcar en la sangre, si comes menos entonces habrá menos glucosa y por ende menos insulina.

Cuando intencionalmente no comes produces menos insulina y tu cuerpo se ve forzado a buscar en otra parte la energía necesaria para alimentar a tus células, como vimos en el capítulo pasado, así las enzimas del hígado serán las encargadas de este proceso por lo que tus niveles de insulina bajarán naturalmente. Por esta razón se recomienda el uso del ayuno intermitente en pacientes que buscan bajar sus niveles de azúcar sin tener que utilizar medicamentos. Algo tan sencillo como pasar un periodo prolongado sin comer puede traer beneficios muy grandes a tu salud, en la actualidad estamos mal acostumbrados ya que siempre tenemos comida disponible y por eso nos hemos vuelto progresivamente más glotones, pero esta tendencia lo único que hace es que seamos más enfermizos.

La autofagia y la reparación celular

Posiblemente habrás escuchado hablar antes de la autofagia en relación con la dieta y con la pérdida de peso. La autofagia no es otra cosa más que un proceso por el que pasan las células en un intento por mantenerse limpias a sí mismas. Durante la autofagia el cuerpo se limpia a sí mismo y repara las células que están dañadas, se deshace de las que están muriendo o muertas, y le da energía a las células que están sanas. La autofagia es un mecanismo de preservación de tu cuerpo, recicla y limpia tus células, además de que crea una adaptación de las células a varias toxinas y otros factores que pueden dañar tus células.

La autofagia es necesaria para preservarse del proceso de envejecimiento de las células. Cuando tus células están estresadas durante los periodos de ayuno, las células dañadas son destruidas para producir energía para las células saludables y sus procesos esenciales. Esto le da tiempo a tu cuerpo de buscar alimento para restaurar las células que perdiste. Si el cuerpo nunca pasa por un estado de inanición entonces no puede entrar en autofagia para reparar las células dañadas. Este proceso es necesario para desarrollar funciones como: promover la regeneración de células saludables, reciclar proteínas residuales de células dañadas, reparar células que necesitan ayuda al proporcionarle bloques microcelulares y energía, deshacerse de las toxinas acumuladas que pueden llevarte a desarrollar enfermedades degenerativas en el sistema nervioso central como el Parkinson y el Alzheimer.

Conforme las personas envejecen la autofagia se va volviendo más lenta, las toxinas se acumulan por las células muertas (que se conocen como radicales libres) y estas sustancias causan enfermedades como el cáncer. Para acelerar la autofagia en tu cuerpo el ayuno intermitente es un método muy efectivo, ya que al abstenerte de comida harás que tu cuerpo busque las células que no están funcionando de manera adecuada y entonces las descompondrá para transformarlas en energía que será usada para alimentar a otras células que son necesarias y esenciales para el funcionamiento de tu cuerpo. Es un mecanismo de supervivencia que tiene que ser activado al poner a tu cuerpo bajo un estrés o peligro, esto hace que se activen las alarmas internas y se busquen soluciones radicales.

Disminución de la inflamación crónica

La inflamación es uno de los procesos naturales del cuerpo humano. Es parte del sistema inmune, la inflamación es un cambio que experimentas cuando estás luchando contra una infección o para curar cualquier herida. Las personas que sufren de sobrepeso comúnmente sufrirán de una inflamación crónica. La inflamación crónica tiene consecuencias negativas graves en tu cuerpo, tales como desarrollo de inflamación intestinal, esclerosis múltiple, cáncer, diabetes y enfermedades del corazón. Cuando disminuyes tu consumo de calorías perderás peso y esto te ayudará a disminuir los niveles de inflamación en tu cuerpo.

El ayuno intermitente tiene los mismo efectos en la inflamación que en la pérdida de peso. No comer en intervalos regulares de tiempo permite que tu organismo se deshaga de las células defectuosas o muertas, además de liberar las toxinas acumuladas, y esto a su vez hará que la inflamación disminuya. Todo va de la mano, la pérdida de peso, la autofagia y la disminución de la inflamación crónica. Tu cuerpo es como una máquina perfecta en la que todas sus partes están interconectadas y si una parte no funciona bien entonces todo el sistema fallará. Por eso cuando comienzas a sanar algún problema con ayuda del ayuno entonces estarás mejorando tu salud en general.

El ayuno intermitente es una práctica dietética que ha estado asociada con un conjunto de beneficios potenciales a tu salud. No debes tenerle miedo a esta técnica, hay un tipo de ayuno para cada estilo de vida, no tienes que sacrificar nada demasiado importante. Cuando incluyes una dieta saludable, el ayuno intermitente y el ejercicio en tu vida, estás encontrando una combinación ganadora para ser una mejor persona en todos los aspectos de tu vida. Puedes disfrutar de todos estos beneficios al aplicar el AI en tu día a día, es un método que te puede ayudar a tener una salud física y mental mejor, pero debes tener cuidado, no todos pueden aplicar este método en su vida, hay personas que tienen condiciones de salud que pueden empeorar si aplican el ayuno. Por eso hay una lista de individuos que deben tener mucho cuidado al aplicar el AI.

A qué personas no se les recomienda el AI

Estudios han demostrado que reducir la ingesta calórica típica entre un 30 y 40% extiende la vida hasta en un tercio en muchos animales. Sin embargo, cuando se trata de seres humanos, los científicos no pueden ponerse de acuerdo, si bien no se ha demostrado que restringir las calorías alargue la vida de las personas, sí ha demostrado ser útil para reducir los riesgos de enfermedades en la edad adulta y prolongar la buena salud.

El ayuno intermitente puede ser una alternativa de dieta para adultos pero no se ha estudiado lo suficiente en jóvenes. El ayuno intermitente no es recomendado para aquellos que están en periodos de crecimiento rápido, como niños y adolescentes. Tampoco es recomendado para personas con alguna condición médica grave que implique tomar medicamentos.

En general, no se recomienda el ayuno intermitente a los siguientes grupos de personas por motivos de salud:

- Personas bajas de peso
- Personas con desórdenes alimenticios
- Mujeres embarazadas o lactando
- Personas con problemas hepáticos
- Personas con enfermedades renales
- Diabéticos que toman medicamentos

Si tienes alguna de estas condiciones entonces es mejor que consultes a un médico antes de aplicar el ayuno intermitente en tu vida. Tu salud es algo muy importante y es mejor que no te expongas, antes de aplicar un método de dieta debes tener la opinión de un experto para que no corras ningún riesgo innecesario.

En este apartado he habladode los principales beneficios para la salud que te puede traer el AI, además hicimos una advertencia de quiénes deberían tener cuidado antes de aplicar el ayuno intermitente, en el siguiente capítulo hablaremos de todos los procesos que pasan dentro de tu cuerpo cuando aplicas el ayuno intermitente. Hay cambios importantes que experimentarás cuando sometes a tu cuerpo a periodos extensos de inanición, estos son los que hacen posible una mejora en tu vida y en tu salud en general.

CAPÍTULO CUATRO: LA FISIOLOGÍA DETRÁS DEL AYUNO

El cuerpo humano ha evolucionado a lo largo de los siglos para ser una herramienta muy precisa capaz de arreglarse a sí misma utilizando recursos propios y que trabaja incansablemente para mejorarse cuando es expuesto a situaciones de presión o peligro. El ayuno intermitente es una herramienta dietética que ayuda a tu cuerpo a entrar en un estado de supervivencia en el que se generan células de crecimiento, se mejora la producción de hormonas y se reparan las células dañadas. El cuerpo de cada persona responde de distinta manera al ayuno, tu estilo de vida, tu genética y tu salud general juegan un papel importante en el éxito de tu ayuno.

El ayuno intermitente no es nada nuevo, es tan viejo como la humanidad, pero como pudiste aprender en la primera parte de este libro hay un mayor interés recientemente en esta técnica ya que ha demostrado ser muy efectiva y traer un gran número de beneficios a tu salud. Muchas personas tienen sus reservas con este método y deciden no hacer ayuno por más de unas horas, la gran mayoría de la gente nunca lo haría por más de un día, sin embargo, son interesantes los efectos que tiene en el cuerpo humano cuando te expones a períodos muy prolongados de ayuno. Estos mismos efectos se pueden conseguir incorporando el ayuno intermitente a tu dieta diaria de manera menos agresiva, solo que toma más tiempo conseguirlos.

Cuando ayunas por largos periodos de tiempo tu metabolismo pasa por una montaña rusa, con momentos de mucho movimiento y euforia hasta llegar a estados de poca energía y pasividad. Al principio tu cuerpo actúa como si no pasara nada, pero una vez que has pasado la barrera de las 24 horas tu cuerpo entra en un nuevo estado y operan dentro de ti cambios que te llevan a quemar la grasa, bajar de peso y perder el apetito. Después de que pasas varios días, tu cuerpo entra en desesperación y comienza a comerse a sí mismo, lo que no necesariamente es algo malo pero que sí se prolonga demasiado puede acarrear problemas de salud bastante severos. El ayuno prolongado tiene muchas ventajas pero como todo en la vida es necesario tener moderación.

Veamos con más detenimiento lo que pasa dentro de tu cuerpo cuando estás ayunando por largos periodos de tiempo, desde las primeras horas hasta pasados los cinco días sin alimento.

Las primeras tres horas

Cuando recién comienzas tu periodo de ayuno tu cuerpo aún está digiriendo y almacenando los nutrientes de la última comida que ingeriste (estás realizando el catabolismo). Tu cuerpo necesita de tiempo para descomponer todas las grasas, las proteínas y los carbohidratos ingeridos para convertirlos en ácidos grasos, aminoácidos y glucosa que serán almacenados para mantener tus reservas de energía al máximo. Después tu cuerpo usará estas moléculas para convertirlas en energía y las que no se consuman de inmediato las almacenará en forma de ácidos grasos que serán utilizados después. En este periodo es seguro que habrá algunas hormonas presentes en tu flujo sanguíneo, dependiendo del contenido de la última comida que ingeriste.

La última comida que realices es muy importante, si tu última ingesta fue alta en carbohidratos y grasas entonces habrá un exceso de glucosa en tu sangre. Esto se traduce en un alto nivel de insulina en la sangre, y como hemos mencionado anteriormente, no puede haber glucosa en la sangre sin que haya insulina. La insulina siempre estará presente porque es la encargada de llevar la glucosa a las células, pero principalmente, de convertir la glucosa excedente en grasa. Durante esta etapa tu cuerpo está trabajando intensamente realizando los procesos anabólicos y catabólicos. Después de que han pasado las primeras tres horas la insulina y los niveles de glucosa en tu sangre regresarán a los niveles previos en los que estaban antes de que comieras. También habrá una ligera fluctuación en tus niveles de leptina, una hormona producida por los adipocitos y que se encarga de regular tu apetito. La principal función de esta hormona es inhibir la ingesta de alimentos y aumentar el gasto energético, para mantener constante el peso corporal. La leptina es la que genera la señal de saciedad en tu cerebro, estimulando el hipotálamo diciéndole que ya hay tejido adiposo suficiente y que debe parar de comer. Esta hormona es tu aliada en la lucha contra la obesidad y si realizas correctamente tu ayuno podrás producirla en grandes cantidades.

A su vez, otra importante hormona, la grelina, también se modificará, esta hormona está relacionada con la hormona del crecimiento (GH), y se encarga de estimular ciertas regiones del hipotálamo que son las causantes de despertar el apetito. La grelina y la leptina siempre van de la mano y cuando una tiene mayor presencia que otra es cuando tenemos apetito (grelina) o cuando nos sentimos satisfechos (leptina). Durante las primeras tres horas después de comer ambas estarán equilibradas. Las primeras tres horas son conocidas como el periodo de crecimiento ya que tu cuerpo tiene acceso completo a los nutrientes que acaban de ser consumidos y puede decidir si los almacena para ser ocupados posteriormente o si los utiliza para crear tejido muscular.

De cuatro a 24 horas después

Después de pasar la barrera de las cuatro horas tu cuerpo cambia al estado catabólico donde los nutrientes almacenados en tu cuerpo serán descompuestos para ser aprovechados mejor. Tan pronto como los niveles de glucosa e insulina en tu flujo sanguíneo disminuyen, habrá un incremento de glucagón, la hormona producida por el páncreas que se encarga de estimular la producción de glucosa. Cuando la glucosa que está almacenada en tu cuerpo es descompuesta para generar energía en tus células a esto se le llama glicógeno. En este punto de tu proceso de ayuno tu cuerpo todavía depende por completo de la glucosa para satisfacer las necesidades energéticas de tus células y órganos.

Pero conforme te acercas al final de las primeras 24 horas de inanición, el cuerpo habrá vaciado sus reservas de glicógeno y necesitará otra fuente de energía para seguir funcionando adecuadamente. Es en este momento que tu organismo hace un cambio de sistema para comenzar la producción de cetonas. Tu cuerpo siempre preferirá generar energía a partir de la glucosa pero para este punto las cetonas entrarán en acción debido a la escasez de glucosa, la cual se habrá reducido en un 20%. Cuando el cuerpo hace un cambio de fuente de combustible la cantidad de energía que gastaste durante el día y cuántas grasas tienes acumuladas será lo que determine qué tan rápido comenzarás a quemar grasas. Si has estado activo a lo largo del día y eres una persona delgada, entonces tus niveles de glicógeno se vaciarán con mayor rapidez y empezarás a quemar tu energía de reserva. De tal forma que si eres una persona sedentaria y tienes mucha grasa acumulada entonces te tomará mucho más tiempo deshacerte del exceso de grasa.

Pasar 24 horas en ayuno es muy recomendable, le das el tiempo suficiente a tu organismo para entrar en estado de emergencia y dejar de depender de la glucosa para comenzar a quemar la grasa acumulada en todo tu cuerpo. Por eso existe el método ADF (ayuno cada tercer día) en el que pasas un día en ayuno y el siguiente día tienes una dieta restringida (se hablará con todo detalle de este método en un capítulo posterior). No es algo sencillo, muchas personas pueden sentir miedo a pasar tanto tiempo sin comer, pero con seguridad te podemos decir que es algo seguro, ninguna persona saludable puede morir por pasar un día entero sin comer. Te será difícil al principio pero con la práctica y la mentalidad adecuada puedes lograrlo, verás que los resultados bien valen la pena el esfuerzo.

Entre 24 a 72 horas de ayuno

Es en este punto en el que tu cuerpo entra en el estado en el que se queman las grasas. hemos explicado detalladamente los procesos del metabolismo y ahora entiendes a la perfección que tu cuerpo ya dejó de utilizar la glucosa como fuente de energía y ha pasado a utilizar las reservas guardadas en forma de grasas. La producción de cetonas comenzará a aumentar, como mencionamos antes, las cetonas son hormonas que se producen en tu hígado y que se encargan de descomponer la grasa almacenada en tus músculos y órganos para producir la energía que las células necesitan para funcionar correctamente.

Los ácidos grasos de tu cuerpo viajarán al hígado donde serán procesados por las cetonas. Así, las cetonas se convierten en la principal fuente de combustible para tu cuerpo. No obstante, tu cerebro todavía necesitará una gran cantidad de glucosa para funcionar adecuadamente, por lo que las cetonas se utilizarán para satisfacer la demanda de órganos y tejidos que puedan alimentarse de fuentes alternativas y dejar la glucosa para el cerebro. La hormona del hambre, la grelina, disminuirá significativamente. Esta hormona aumenta y disminuye naturalmente durante tu ciclo metabólico, pero cuando estás ayunando se reducirá bastante después de las primeras 24 horas. Lo que es muy importante porque significa que las personas que ayunan no están hambrientas todo el tiempo. Para las 72 horas la sensación de hambre será mucho menor que en los primeros dos días.

En este punto del ayuno es donde se manifiestan los mayores beneficios del ayuno, puede sonar algo extremo ayunar por tres días enteros, pero con el tiempo y la práctica te darás cuenta de que no es tan difícil, hay personas que lo realizan por razones religiosas o porque alguna enfermedad les ha hecho perder el apetito, así que no es algo imposible. El cuerpo humano está construido para soportar este periodo sin comida y más, tus reservas de energía pueden sacarte adelante. Si ayunas de la manera adecuada, manteniéndote hidratado y has practicado con anterioridad, entonces pasar tanto tiempo en ayuno no será nada del otro mundo.

72 horas a 120 horas de ayuno

Aquí habrás entrado en una fase de ayuno prolongado, después del tercer día de ayuno tus niveles de insulina y glucosa se encontrarán al mínimo, al igual que la sensación de hambre debido a la poca producción de la hormona grelina. Entrarás en un estado estable de cetosis nutricional. El estado de ayuno prolongado hará que tus células sean más resistentes al estrés y las toxinas. Los niveles de glucosa e insulina en tu flujo sanguíneo habrán disminuido un 30%, lo que reduce las probabilidades de desarrollar una enfermedad metabólica. Sin embargo, serás víctima de una disminución general de tu salud metabólica, inflamación e inmunidad. Para este momento tu cuerpo dependerá por completo de las cetonas como fuente de energía.

En este ayuno tan prolongado es donde se comienzan a revertir los efectos positivos del ayuno y aparecen los primeros problemas de salud, la acidez de tu sangre puede ser demasiado alta o tus niveles de glucosa serán tan bajos que tendrás una descompensación de insulina, es por ello que no se recomienda que pases más de cinco días de ayuno, podría ser algo excesivo para tu cuerpo si no cuentas con la asesoría adecuada o si tienes problemas de salud en el momento en el que comienzas el ayuno. El ayuno intermitente debe ser progresivo, es una habilidad que tienes que ir adquiriendo con el tiempo, no puedes aventurarte a pasar una semana en ayuno si no has estado practicando antes.

Hay muchas religiones en las que los practicantes pueden

pasar por periodos de ayuno mucho más largos, la llave para lograrlo es la práctica, si tú también te dedicaras religiosamente a ayunar constantemente podrías educar a tu organismo y convertirlo en una máquina eficiente que sepa aprovechar al máximo su energía interna. Pero cuando apenas eres un principiante es recomendable que no te exijas demasiado, comienza a ayunar primero por unas cuantas horas, después puedes ayunar medio día y así pasar un día entero sin comer. La práctica hace al maestro y con el tiempo podrás ayunar por tanto tiempo como tú desees.

120 horas de ayuno en adelante

Cuando sobrepasas los cinco días de ayuno entras en un estado estable de cetosis y tus niveles de insulina y glucosa en la sangre se reducen a sus niveles mínimos, todavía están presentes en tu sangre pero no pueden ser aprovechados por tu organismo. Se produce un cambio en la cetosis que estabas experimentando y pasas a algo llamado estado de cetoacidosis, que es una alta acidez en la sangre producida por el exceso de cetonas y que solo se observa en casos de extrema inanición, en gente que sufre de diabetes o es adicta al alcohol. Esta es una afección tan grave que puede causarte la muerte. Si estás pensando en pasar más de cinco días en ayuno es importante que consultes a un médico primero para evitar que te pongas en un riesgo innecesario.

Este es un punto crucial, si justo en este momento del ayuno dejas de abstenerte y empiezas una dieta balanceada serás capaz de conservar todos los beneficios del ayuno y mejorar tu peso y salud. Recuerda que la alimentación es una parte crucial del ayuno intermitente, no solo se trata de no comer, sino de comer lo adecuado en el momento correcto. Esto puede parecer un poco extremo, no obstante no tienes que ayunar por cinco días enteros para poder sacar provecho del ayuno, si realizas el ayuno intermitente bien podrás lograrlo pero a un ritmo menos acelerado. Poco a poco podrás entrar en estado de cetosis sin los riesgos de aumentar la acidez en tu sangre demasiado y terminar en el hospital.

Es momento aquí de hacer una aclaración muy importante, estar en ayuno no es sinónimo de no comer nada, se puede comer durante el ayuno sin romper los beneficios, lo que tienes que hacer es ingerir una cantidad de calorías muy baja y el tipo de alimento adecuado para no estimular mucho la producción de insulina. Hablaremos con más detalle de las cosas que puedes comer cuando estás haciendo ayuno en la segunda parte de este libro, por el momento es importante que tengas en mente que la comida no es el enemigo natural del ayuno, por eso la técnica se llama ayuno intermitente y no ayuno prolongado. Es importante que bebas y comas adecuadamente, tu estómago no tiene que estar completamente vacío para que puedas entrar en estado de cetosis.

Como puedes ver entre más prolongado es el ayuno más fácil será que llegues al punto en el que se procesa la grasa para ser convertida en energía, también conocido como cetosis. No es algo sencillo de conseguir, pero si combinas el ayuno prolongado con el ejercicio y con una alimentación equilibrada los beneficios de salud que puedes conseguir serán incomparables, no existe otro método en el mundo que pueda aportarte tanto. Claro está que tienes que poner de tu parte para hacer esto posible, no será sencillo, pero poco a poco irás notando los resultados y esto hará que te motives para que no abandones tu dieta.

Estos beneficios para la salud solo pueden ser alcanzados aplicando este método, no hay otra manera de entrar en estado de cetosis (o sea de quema de grasas) más que con el ayuno. Hay muchos productos en el mercado que te prometerán llegar a este estado pero que no cumplen sus promesas, el ayuno es lo único realmente efectivo para lograrlo. No te dejes engañar, no hay atajos en el camino hacia la cetosis, es un camino largo que debes recorrer tú solo sin la ayuda de productos milagrosos.

En este capítulo hemos aprendido sobre los efectos que tiene el ayuno prolongado, cuando pasas días enteros sin comer y los bajos niveles de azúcar en tu sangre obligan a tu cuerpo a entrar en el estado de cetosis. Este puede ser benéfico para ti siempre y cuando no sea demasiado prolongado ya que la cetosis puede aumentar demasiado la acidez de tu sangre y ocasionarte graves problemas de salud. En el siguiente capítulo abundaremos más sobre los procesos internos del ayuno y cómo sacarles provecho sin que pongas en riesgo tu salud.

CAPÍTULO CINCO: LOS PROCESOS BIOLÓGICOS QUE ACTIVA EL AYUNO

Como ya te habrás dado cuenta hay mucha ciencia que respalda al ayuno intermitente, no es solo una tendencia o alguna clase de estafa que le quieren vender a los físico culturistas, es una técnica milenaria que ha mostrado su efectividad en todo el mundo. La mejor manera de pensar en el AI no es como una dieta sino como un estilo de vida saludable, una elección sabia que te llevará a una vida más plena. Es una forma de reactivar tu metabolismo para que se deshaga de todo lo que no necesitas y así volverlo más eficiente a la hora de sanarse y protegerse.

Los beneficios que el ayuno trae a tu salud se relacionan con su capacidad para poner a tu organismo en estado de alerta y así hacerlo trabajar en su supervivencia y conservación. Piensa en tu metabolismo como un estudiante talentoso pero holgazán, se ha vuelto holgazán porque lo alimentas demasiado y no sale de su zona de confort, pero cuando lo pones en ayuno lo obligas a ponerse activo y sacar lo mejor de sí. Es como todo en la vida, se necesita de una motivación y qué mejor motivación para tu cuerpo que ponerlo en peligro, claro, un peligro controlado y que puedes terminar fácilmente.

Ya hemos hablado bastante de todos los fundamentos médicos y químicos que hay detrás del ayuno intermitente, pero no está de más hacer una especie de repaso para sintetizar y dejar bien claro toda la parte biológica y química del AI. En el desarrollo del ayuno hay procesos biológicos que se dan dentro de tu cuerpo y todos estos estados juegan un papel muy importante dentro de tu salud y bienestar. Analisemos cada uno de ellos más a fondo.

El proceso de cetosis

Este es un estado natural del metabolismo al que se llega cuando los niveles de glucosa en tu sangre no son suficientes para cubrir la demanda energética de tu sistema. La grasa que se encuentra almacenada en tu cuerpo, principalmente en tus músculos y en tu hígado, es procesada para ser convertida en energía. Esto sucederá gracias al ayuno que te hará entrar en un estado de excepción, ya que generalmente comemos en grandes cantidades y a un ritmo en el que no permitimos que nuestros niveles de glucosa disminuyan lo suficiente para entrar en cetosis.

La glucosa siempre será el combustible rey en tu cuerpo, tus células la preferirán siempre antes que cualquier combustible, es por eso que tienes que obligar a tu cuerpo a entrar en un estado de inanición donde decidirá aceptar a las cetonas como fuente de energía. Es sumamente importante que te mantengas bien hidratado mientras estás haciendo ayuno por dos razones: la primera es que te ayudará sustancialmente a combatir la sensación de apetito sin la necesidad de comer algo, recuerda que todo lo que comes eleva tu nivel de glucosa en la sangre. Además, la grasa acumulada en tus músculos contiene una gran cantidad de líquidos, principalmente agua, y todos esos líquidos necesitan ser eliminados para que tus reservas de glucógenos se vacíen. Tomar agua constantemente te ayudará a desechar todo el exceso de líquidos.

La segunda razón es porque tus niveles de insulina disminuirán significativamente y esto ocasionará que tus riñones liberen mucho sodio y este exceso de sodio también tiene que ser desechado por medio de la orina. También, es muy probable que comiences a sentirte muy cansado, esto sucede por varias razones. Cuando estás desechando el exceso de fluidos también estarás expulsando magnesio, potasio y sodio. El cuerpo humano necesita de estos electrolitos para funcionar correctamente. Tu hígado estará ocupado convirtiendo las grasas en glucosa y el ritmo de tu metabolismo bajará, tu ritmo y presión sanguínea también disminuirán porque tu cuerpo pensará que es necesario utilizar menos energía.

Este es solo el indicio de que estás entrando en un modo de emergencia en el que se necesita ahorrar energía. Ya que tu cuerpo no está diseñado para funcionar con largos periodos de ayuno, entonces te tomará algo de tiempo acostumbrarte al AI. Puede que los primeros días sientas una gran necesidad de ingerir azúcar o sentirás un hambre extrema, pero solo es una respuesta natural a la baja ingesta de calorías. También experimentarás algunos cambios hormonales, en tu estómago se encuentran unas células que son activadas por tus comidas y son las que liberan la hormona llamada grelina, que ya sabes es la que se encarga de hacerte sentir hambre.

El sentir hambre a determinadas horas del día es un comportamiento aprendido y no un comportamiento natural, es decir que con tiempo y práctica puedes dejar de sentirte hambriento cuando pasas mucho tiempo sin comer. Cuando veas que tu cuerpo puede subsistir de las cetonas y veas que no necesitas comer con tanta regularidad, el ayuno se volverá mucho más sencillo. Con el tiempo serás capaz de equilibrar las hormonas que te hacen sentir hambriento y que hacen que pienses en comer todo el tiempo. Verás que el deseo de comer azúcar y carbohidratos irá desapareciendo. Es aquí donde la hidratación es fundamental porque generalmente la sed puede ser confundida con el hambre.

La autofagia

La palabra autofagia proviene de los términos griegos auto (a sí mismo) y phage (comer), por lo que literalmente significa comerse a sí mismo. Es un proceso que sucede dentro de tu cuerpo cuando tu organismo se ve en la necesidad de desechar las células viejas o dañadas metabolizandolas para conseguir energía y mantener la vida de otras células. Las células viejas son descompuestas cuando ya no tienen energía para mantener sus propias funciones. Esta es una parte natural del proceso de la vida celular, y es claro que se le denomine autofagia ya que tus células se consumen unas a otras. En este proceso los desechos celulares como organelos y membranas celulares son reemplazados y destruidos.

La señal de activación de la autofagia es la carencia de nutrientes. Cuando ingieres comida los niveles de insulina en tu sangre aumentan y cuando haces ayuno disminuyen. Cuando la insulina baja los niveles de glucagón aumentan y esto es lo que provoca la autofagia. Para ello es necesario un periodo de ayuno. El ayuno promueve la reconstrucción de células, entrar en ayuno hará que tu cuerpo tenga una renovación celular completa. Es como correr un software de mantenimiento que se encarga de buscar y reparar las células defectuosas en tu cuerpo.

El AI es muy importante como parte de un proceso regulado para que la autofagia no se salga de control, ya que esto te puede ocasionar graves problemas de salud. Si tienes cuidado no tendrá repercusiones negativas, es un método muy bueno para deshacerte de las proteínas viejas acumuladas y otros deshechos de tu cuerpo. La autofagia es necesaria para la salud de tu cuerpo, no obstante, no siempre es posible entrar en estado de autofagia, se necesita darle tiempo a tu cuerpo para que las glucosas pasen a un segundo plano en la producción de energía celular. La acumulación de células viejas o dañadas está relacionada con ciertos tipos de cáncer y con la enfermedad del Alzheimer, por ello la autofagia es necesaria para tener un buen funcionamiento cerebral.

El ayuno intermitente pone en orden tu organismo, lo empuja a trabajar más para que repare lo que no funciona de manera correcta. Sin este tan necesario esfuerzo tu salud puede estar decayendo con cada comida que haces, el AI es la mejor herramienta para que la comida sea mucho más provechosa para ti. Lo único que tienes que hacer es incorporarlo a tu vida diaria para que puedas controlar a voluntad el inicio y el final de la autofagia. Es bastante sencillo, para iniciarlo solo debes ayunar y para terminarlo comer. Con la autofagia podrás dar un mantenimiento completo de tu cuerpo, promoviendo una reparación a nivel celular, un beneficio que no puedes aprovechar si comes regularmente.

La quema de grasas

Cuando sigues cualquier tipo de horario de comida, estas llenando tu cuerpo de comida que tal vez no necesitas realmente. Recuerda que el exceso de glucosa en la sangre puede dañar tu salud, por eso es muy importante saber comer menos. Las enfermedades relacionadas con el sobrepeso pueden hacerte mucho daño y volverte resistente a la insulina. Si no le das a tu cuerpo el tiempo suficiente para procesar todo lo que comes estarás en un camino seguro a la enfermedad. Puedes obtener muchos beneficios al saltarte una comida ocasionalmente, pero puedes tener muchos más beneficios si estableces periodos regulares de ayuno. El ayuno intermitente sirve para mejorar tu sistema inmune, desintoxicarte y alentar a tu cuerpo a quemar más grasas.

El ayuno intermitente no solo promueve la quema de grasa sino que también reduce la secreción de la hormona del crecimiento, lo que se traduce en un envejecimiento más lento. También reduce la producción de la hormona que genera la sensación de hambre, la grelina. Una vez que te acostumbres a ayunar regularmente, te darás cuenta de que comes menos. Cuando entrenas tu cuerpo a comer menos y te alimentas con menos frecuencia, entonces te convertirás en una máquina de quemar grasa, sin importar si realizas ejercicio o no.

Eliminar la grasa que está acumulada en tu cuerpo requiere de un esfuerzo importante, pero si entrenas tu cuerpo entonces puedes lograr reducir la grasa corporal por distintas razones, primero porque ingieres menos calorías, segundo porque entras en estado de cetosis y tercero porque aprendes a comer mejor. El problema con la grasa corporal puede ser resuelto rápidamente si tienes la disciplina necesaria para mejorar la forma en la que comes, comiendo cantidades menores y menos veces al día.

Regeneración de las células madre

Todo tu sistema inmune puede ser regenerado simplemente con unos tres días de ayuno. Cuando las personas envejecen, su sistema inmune se vuelve más lento a la hora de regenerarse y protegerte de las enfermedades. Durante el ayuno prolongado, tu cuerpo utilizará la autofagia para promover la creación de nuevas células que funcionen de manera adecuada. Durante el ayuno te deshaces de las células blancas dañadas y con cada periodo de ayuno tu cuerpo estimulará a las células madre para producir nuevas células del sistema inmune. El desempeño de tus órganos se va deteriorando con el tiempo, un estilo de vida sedentario, una mala alimentación y el envejecimiento van acabando poco a poco con tu organismo.

El sistema inmune no es el único que se deteriora con la edad, el sistema digestivo también es dañado por el paso de los años y una mala dieta. El daño no solo viene de lo que comemos, las células madres en el intestino pierden efectividad con el envejecimiento, lo que hace que sea más difícil que te recuperes de una infección en el sistema gastrointestinal. El ayuno mejora la habilidad de las células madres en todo tu cuerpo para regenerarse. Comer constantemente crea problemas a largo plazo en las personas, llegará un momento en el que tu cuerpo ya no podrá procesar toda la glucosa que se encuentra en tu flujo sanguíneo, lo que se traduce en un mayor nivel de azúcar en y mayor toxicidad en tu sangre.

Una dieta alta en carbohidratos y con mucha frecuencia (algo muy común entre las personas) es el principal problema de la alimentación hoy en día, pero lamentablemente no es el único. Con el paso de tiempo el número de químicos que hay en la comida es mayor, mientras que su contenido nutricional es menor. Todo está lleno de toxinas, preservativos, herbicidas y pesticidas, todo lo que comes, todo lo que bebes. Estas condiciones hacen un gran daño en tus intestinos y en las formas en las que tu cuerpo se deshace de los residuos.

Este es un problema porque se está dando un cambio muy rápido en nuestras dietas sin que le demos la oportunidad a nuestros organismos para adaptarse y evolucionar. Los humanos primitivos ayunaban constantemente porque no había disposición de comida fácil, tenían que salir a cazar, a recolectar las plantas y frutas que la naturaleza hacía crecer por ciclos. Pero cuando los humanos se convirtieron en seres sedentarios y desarrollaron la agricultura esto dejó de ser así y comenzaron a comer hasta la saciedad, algo para lo que sus cuerpos no estaban diseñados. Piénsalo un poco, el único ser del planeta que puede comer en grandes cantidades y con tanta frecuencia como quiera son los humanos.

La dieta común de la mayoría de las personas está llena de carbohidratos y poca proteína, los carbohidratos son los que con mayor facilidad se convierten en glucosa, glucosa que será transformada en energía de reserva. Comiendo regularmente no le das tiempo a tu cuerpo para consumir esa grasa, la cual principalmente proviene de los azúcares y carbohidratos que consumes. Además, cuando tu cuerpo está metabolizando los carbohidratos estos producen muchos desechos (los radicales libres), los cuales se acomulan y provocan inflamación en tu organismo.

El cuerpo de los hombres primitivos podía hacer un cambio rápido entre quemar los carbohidratos o quemar la grasa, los largos periodos sin comer les daban la capacidad de producir cetonas para consumir sus fuentes de energía de reserva. El AI hace que tu organismo se comporte de una manera más natural permitiendo que las células madre de distintas partes de tu cuerpo (el sistema inmune, intestinos, cerebro) sean activadas para regenerar tus tejidos y vencer rápidamente cualquier infección.

Revertir la resistencia a la insulina

El papel de la insulina dentro de tu organismo es crucial, como hemos mencionado antes, la insulina es la hormona encargada de transportar la glucosa que se encuentra en tu flujo sanguíneo hasta las células. Es importante que en tu sangre siempre haya un balance entre la glucosa y la insulina, si por alguna razón alguna de estas dos aumenta o disminuye puede desencadenarte grandes problemas de salud. Tu cuerpo se puede volver resistente a la insulina, la cual comienza a perder su efectividad y es necesario producir más. De tal manera que tu cuerpo tendrá que producir niveles más altos de insulina para procesar la misma cantidad de glucosa.

Esto puede funcionar por algún tiempo y tus niveles de azúcar se pueden mantener dentro de los números normales, pero llegará el momento en que el páncreas se cansará, no podrá seguir segregando la misma producción y es cuando aparecen los síntomas de la diabetes. Puedes vivir por muchos años antes de darte cuenta de que eres resistente a la insulina, pero hay algunos indicios que los doctores han podido encontrar cuando tratan con pacientes diabéticos:

- Alta presión arterial
- Fatiga extrema
- Aumento de peso
- Retención de líquidos
- Acne
- Hambre excesiva
- Oscurecimiento de la piel en áreas como cuello, codos, rodillas y nudillos

Cuando eres resistente a la insulina tus niveles de insulina son muy altos todo el tiempo, por lo que te sentirás cansado y tendrás frío. Lo que necesitas es reducir los niveles de insulina antes de que tu páncreas colapse. El ayuno intermitente disminuye tus requerimientos de insulina porque hace que haya menos glucosa en tu cuerpo, de tal manera que tu páncreas no tiene que sobrecargarse. El principio es muy simple, tu cuerpo necesita de periodos prolongados de ayuno para producir cetonas y darle un descanso a tu organismo de la insulina y la glucosa.

Podemos decir que todos estos procesos biológicos son un programa de mantenimiento integral que va hasta las células, renovándolas y poniéndolas en sincronía para que tu salud mejore enormemente. En este capítulo pudimos hacer un repaso de todo lo que sucede dentro de tu organismo y cómo estos eventos impactan en beneficio de tu salud. Este es el final de la primera parte de nuestro libro, estos son los fundamentos biológicos del ayuno, no es una dieta mágica, son procesos naturales de tu cuerpo y ahora que tienes una consciencia más profunda al respecto quizás comenzarás a cambiar la manera en la que te alimentas. En la segunda parte encontrarás la parte práctica en la que te daremos una guía para que apliques el ayuno intermitente en tu vida diaria.

SEGUNDA PARTE

CAPÍTULO SEIS: MÉTODOS DE AYUNO INTERMITENTE

Después de todo lo que hemos aprendido sobre el ayuno intermitente para este momento debes estar ansioso por saber cómo se hace el AI, ahora ha llegado el momento de hablar directamente de cómo aplicarlo en tu vida diaria. Como hemos mencionado antes hay distintas formas de hacer ayuno intermitente, algunas se realizan todos los días, mientras que otras son cada determinado tiempo, otras simplemente necesitan que te saltes una comida al día. Hay opciones para todo tipo de persona, sin importar cuáles sean tus horarios de trabajo o las ocupaciones que tengas durante el día, seguro habrá un método que se ajuste a ti.

En este libro compartiremos contigo algunos de los métodos más populares comenzando por el conocido como 5:2, mediodía, saltar comida, 16:8, la dieta del guerrero y el ritmo circadiano. Veamos cada uno por separado.

5:2

El método 5:2 es quizás el más popular que existe en el AI. Este fue popularizado por Micheal Mosley, fue el que aplicó en su investigación para la BBC. Se le conoce como 5:2 porque durante 5 días de la semana comes de manera normal y los otros 2 tienes que tener una dieta restringida de entre 500 a 600 calorías al día. Una de las razones por las que esta dieta es muy popular es que no te pide que comas alguna cosa específica en los 5 días que no se hace el ayuno, básicamente puedes comer todo lo que quieras.

Por cinco días sigues tu dieta normal y durante dos días tienes que cuidar mucho lo que comes. Puedes escoger cualquier día de la semana para ayunar, pero tienes que dejar que haya uno o más días entre los ayunos. Los días que haces ayuno debes comer en cantidades pequeñas y de preferencia alimentos que te aporten más nutrientes y que sean bajos en azúcar y carbohidratos. Recuerda que los temidos carbohidratos son los que más fácilmente se convierten en grasas, por eso es fundamental que los evites de mayor forma en tu dieta.

Un plan semanal fácil de seguir sería ayunar los lunes y los jueves, días en los que debes hacer 2 comidas pequeñas, bajas en calorías y el resto de la semana comes regularmente. Claro que comer regularmente no significa comer lo que sea, debes poner mucho cuidado en las cosas que te llevas a la boca. La comida alta en azúcares, en harinas, la carne roja, la grasa saturada, todas estas cosas deben ser evitadas en la medida de lo posible. Tal vez puedes restringir un poco las calorías los días que no haces dieta, por muy poco que sea al final verás que los pequeños esfuerzos se acomulan para traer grandes resultados.

Ayuno Intermitente 5:2

Lunes	Martes	Miércoles	Jueves	Viernes	Sábado	Domingo
ayuno	comida	comida	ayuno	comida	comida	comida
500-600 calorías	2000-3000 calorías	2000-3000 calorías	500-600 calorías	2000-3000 calorías	2000-3000 calorías	2000-3000 calorías

Tal vez puedes organizar los días en los no haces ayuno dependiendo de las cosas que comes, entre menos carbohidratos y calorías ingieras durante toda la semana, mejores resultados te dará este método. Tal vez no estés listo para hacer un gran cambio en tu dieta, pero si aplicas el método 5:2 sin duda comenzarás a notar beneficios en tu salud. Como solo se aplica dos veces a la semana muchas personas lo encuentran mucho más tolerable que aquellas dietas en las que todos los días tienes que comer poco.

Si quieres dar tus primeros pasos dentro del mundo del AI este es el método más recomendado, podrás aplicarlo por largo tiempo para que veas avances significativos. Con el tiempo y la práctica puedes intentar métodos de ayuno más prolongados, los cuales son los que te aportan los beneficios más significativos, pero por el momento es bueno que pruebes con el 5:2, muchas personas concuerdan en que es uno de los métodos más fáciles de aplicar.

Mediodía

Como su nombre lo indica claramente, este se trata de que tienes la mitad del día para comer y durante la otra mitad debes hacer ayuno. Este método es fácil de recordar porque lo único que tienes que hacer es establecer los horarios del desayuno y la cena y dejar de pensar en ello el resto del día. Por ejemplo podrías establecer dos comidas, una a las 8:00 y otra a las 20:00 de tal forma que dejas pasar 12 horas entre una comida y otra.

Otro método sería no comer nada entre las 18:00 horas y las 6:00 de la mañana. Tu haces tu vida normal, desayunas a las 8:00 am, almuerzas a mediodía y antes de las 18:00 horas haces tu última comida del día. De esta forma podrás aprovechar las horas que duermes para que sean parte del periodo de ayuno de 12 horas y así pasarás menos tiempo pensando en comida. Hay distintas maneras de repartir el tiempo de ayuno y las comidas, todo depende de las cosas que realices en tu vida diaria.

Al principio puede parecer difícil solo hacer dos comidas al día, pasar 12 horas sin ingerir comida puede ser considerado algo excesivo, pero no es así, tus horarios de comida son una costumbre aprendida a lo largo de los años, si te esfuerzas puedes comer solamente dos veces al día sin sentirte hambriento. Al igual que con el método 5:2 tendrás mejores resultados si cuidas lo que comes, el ayuno por sí solo te traerá beneficios pero una alimentación balanceada lo potenciará.

Saltarse una comida

Para poner en práctica este método lo que tienes que hacer es diseñar un calendario de comidas de una semana, considerando que harás tres comidas al día (el desayuno, la comida y la cena). Ya que tienes el plan semanal, lo que tienes que hacer es decidir no hacer una de las tres comidas del día, durante toda la semana y a distintas horas del día. Por ejemplo:

	Lunes	Martes	Miércoles	Jueves	Viernes	Sábado	Domingo
Desayuno	Comer	Comer	Ayuno	Comer	Comer	Ayuno	Comer
Comida	Comer	Ayuno	Comer	Comer	Ayuno	Comer	Ayuno
Cena	Ayuno	Comer	Comer	Ayuno	Comer	Comer	Comer

La ventaja clara de este método es que no tienes que modificar mucho tus esquemas de comida, todos regularmente hacemos tres comidas al día, lo único que debes hacer es elegir voluntariamente no hacer una de esas tres. Esta técnica la aplican muchas personas porque es fácil de recordar, no tienes que modificar tu dieta y es lo suficientemente buena como para hacer que tu cuerpo comience a quemar grasas, por lo que comenzarás a bajar de peso en poco tiempo.

Si eliges un esquema de AI que no puede encajar en tu estilo de vida, entonces simplemente no podrás llevarlo a cabo, después de un corto periodo de tiempo lo abandonarás. Es aquí donde este método entra a escena, no necesitas cambiar por completo tu estilo de vida, solo haces un pequeño cambio al día. La constancia es parte fundamental de cualquier enfoque dietético, no importa que durante la mitad de la semana sigas religiosamente tu AI si el resto de los días lo olvidas. La disciplina es indispensable para conseguir tus metas.

16:8

Este método consiste en pasar cada día 16 horas en ayunas y comer solo durante un periodo de ocho horas. Este horario puede ser aplicado igual que al método de mediodía y aprovechas las horas que pasas durmiendo, si tienes un horario de sueño regular entonces básicamente sólo haces ayuno 8 horas conscientemente. Tú escoges cuáles son las horas que pasas sin comer, y durante el tiempo restante puedes realizar dos o tres comidas, lo que tú consideres necesario para poder aguantar el prolongado ayuno.

Puedes comer entre las 8:00 am hasta las 4:00 pm, o entre las 9:00 am hasta las 5:00 pm. De tal manera que de las 16 horas que pasas sin comer puedes descontar hasta 8 horas mientras duermes. También podrías estar en ayunas hasta el mediodía y hacer una última comida a las 8:00 pm. Dependiendo de cuál sea tu horario de actividades, pero verás que hacer el método 16:8 es más sencillo de lo que parece.

Horario 16:8

	8:00 am a 12:00 pm	12:00 pm a 8:00 pm	8:00 pm a 8:00 am
Lunes	Ayunar	Comer	Dormir y ayunar
Martes	Ayunar	Comer	Dormir y ayunar
Miércolas	Ayunar	Comer	Dormir y ayunar
Jueves	Ayunar	Comer	Dormir y ayunar
Viernes	Ayunar	Comer	Dormir y ayunar
Sábado	Ayunar	Comer	Dormir y ayunar
Domingo	Ayunar	Comer	Dormir y ayunar

Esta técnica es muy recomendada, puedes sacar muchos beneficios de un periodo de 16 horas en ayuno, le das tiempo suficiente a tu cuerpo para que procese todo lo que haz consumido durante el día, reduciendo tus niveles de glucosa en la sangre y así estarás quemando grasa todos los días. Si bien no te será fácil pasar tanto tiempo sin comer, con el paso de los días verás que tu cuerpo se acostumbrará y dejará de pedirte comida con tanta frecuencia.

La dieta del guerrero

Esta es una dieta que te pide pasar 20 horas al día en ayuno y solo tienes 4 horas para realizar dos comidas. Esta dieta se basa en la idea de que los humanos primitivos pasaban la gran mayoría del día cazando y recolectando comida, por lo que solo podían hacer una comida al día, la cual sucedía en la noche. En la dieta del guerrero las 4 horas en las que puedes comer son en la tarde y debes comer un tipo específico de alimentos. La base de tu alimentación deben ser los vegetales, seguido por proteínas y una porción de grasa. La forma más recomendada de comer durante esta dieta es hacer primero una comida muy ligera al mediodía y luego hacer una comida fuerte antes de las 4:00 pm.

El ayuno intermitente del guerrero

	Lunes	Martes	Miércoles	Jueves	Viernes	Sábado	Domingo
de 8:00 am a 12:00 pm	ayunar	ayunar	ayunar	ayunar	ayunar	ayunar	ayunar
de 12:00 pm a 2:00 pm	Comer ligero	Comer ligero	Comer ligero	Comer ligero	Comer ligero	Comer ligero	Comer ligero
de 2:00 pm a 4:00 pm	Comer normal	Comer normal	Comer normal	Comer normal	Comer normal	Comer normal	Comer normal
de 4:00 pm a 8:00 am	ayunar	ayunar	ayunar	ayunar	ayunar	ayunar	ayunar

Esta dieta tiene dos ventajas muy grandes: un largo tiempo de ayuno y una dieta basada en vegetales. Tienes que tener en mente que lo que se busca con esta técnica es emular la alimentación de nuestros antepasados, por ello se recomienda comer vegetales en mayor medida, ya que eran más fácil de conseguir y la carne era un bien escaso, ya que implicaba un trabajo mucho mayor y no siempre la cacería podía ser exitosa. Comer carne es necesario para tener una dieta balanceada, pero es necesario que aprendas a moderar tu ingesta de carne, esto te traerá muchos beneficios a largo plazo.

La dieta del guerrero no es recomendada para todas las personas, se necesita de mucha disciplina para aplicar un método con un periodo de 20 horas, lo recomendable es que adquieras práctica con el método de mediodía y el 16:8 para ya después intentar una dieta más desafiante como la del guerrero. Roma no se construyó en un día, para intentar las dietas con ayunos más prolongados primero tienes que adquirir experiencia, educar a tu cuerpo a pedir menos comida y a maximizar los nutrientes que ingieres.

Ayuno de días alternos o ADF

El método de ayuno en días alterno o ADF (por su nombre en inglés) es una de las técnicas de AI más populares que hay. Para realizarla lo que tienes que hacer es alternar un día de ayuno con un día de ingesta normal. En pocas palabras, debes pasar un día de ayuno y al día siguiente comes regularmente. No te preocupes, no tienes que pasar 24 horas completas sin comer, puedes ingerir calorías pero deben ser muy pocas.

A lo largo de la semana debes tener cuatro días de ayuno, con calorías restringidas (500 si eres mujer, 600 si eres hombre) y tres días en lo que puedes comer normalmente. Durante los días donde no haces ayuno, puedes comer todo lo que gustes, no es necesario que modifiques tu dieta, siempre y cuando no pases sobre el límite recomendable de calorías al día que son entre 2000 y 3000, dependiendo de las actividades que realices en tu rutina diaria.

Método ADF de ayuno intermitente

Lunes	Martes	Miércoles	Jueves	Viernes	Sábado	Domingo
ayuno	comida	ayuno	comida	ayuno	comida	ayuno
500-600 calorías	2000-3000 calorías	500-600 calorías	2000-3000 calorías	500-600 calorías	2000-3000 calorías	500-600 calorías

Como todos los métodos de ayuno este conviene acompañarlo de una dieta baja en carbohidratos, comiendo menos carnes rojas, harinas y azúcares. Puedes sustituir alimentos para conseguir más proteínas de los vegetales y así depender menos de la carne. Las carnes blancas son fuentes más recomendables de proteínas, pero también son más difíciles de conseguir, los pescados y mariscos no siempre están a la mano. Es cuestión de que acomodes las comidas de la semana de tal forma que no tengas que comer carne todos los días, todos los nutrientes necesarios pueden ser conseguidos en otros productos como el huevo, el pollo, las lentejas, la soya y demás.

Pasar todo un día en ayuno puede ser de gran ayuda en tus planes de bajar de peso y ser más saludable. Pasar 24 horas en ayuno le da tiempo suficiente a tu organismo para pasar por todos los procesos del metabolismo, hacer que se reduzcan ampliamente tus niveles de glucosa en la sangre y así poder activar mecanismos como la cetosis y autofagia, lo cual se traduce en grandes beneficios para tu salud. Este no es un método para cualquier persona, pero el esfuerzo invertido tiene sus recompensas equivalentes, vale mucho la pena intentarlo.

El ritmo circadiano

Este método tiene que ver con el sol, tienes que comer durante las horas con luz del día y ayunar durante la noche. La técnica se basa en una teoría que dice que el cuerpo humano está diseñado para seguir el ritmo circadiano. Los ciclos circadianos regulan nuestros cambios durante el día. La palabra circadiano proviene de las palabras latinas circa (alrededor) y diem (día), o sea alrededor de un día. Los cambios dentro de nuestro cuerpo son regulados por los niveles de energía, los cuales cambian en el día y la noche.

Cuando aplicas el ritmo circadiano al ayuno intermitente, lo que haces es comer solamente durante las horas del día en las que hay luz solar. Debes comenzar tan pronto como amanece y no tocar ninguna clase de comida cuando oscurece. Recuerda que siempre es muy importante mantenerte hidratado, cuando estás privándote de alimentos sólidos es cuando se vuelve más necesario ingerir líquidos. El agua te ayudará a combatir la sensación de vació en el estómago y te ayudará a desechar mejor la grasa.

Lamentablemente este método tiene un problema, su éxito depende mucho del lugar del mundo en el que vivas y la época del año en la que estés. Factores como la latitud y las estaciones del año afectan gravemente las horas de luz del día. Si vives muy en el norte puedes tener días enteros de luz, o si vives muy al sur puedes pasar meses enteros sin ver la luz del sol. El día y la noche no siempre están equitativamente divididos en periodos de 12 horas, en el hemisferio norte en verano los días tienen más horas y en invierno las noches son más largas. En el hemisferio sur pasa exactamente lo contrario, más luz al final del año y menos durante la primavera.

Todos estos métodos de ayuno intermitente han demostrado tener efectividad, algunos entregan resultados más rápidos que otros, pero no importa cuál elijas, lo verdaderamente importante es que te comprometas a tener un estilo de vida más saludable. Seguir el ayuno, complementarlo con una dieta equilibrada y ejercicios físicos son la combinación ganadora para garantizar tener una transformación completa. Por esta razón en el siguiente capítulo hablaremos ampliamente acerca de la alimentación que se recomienda seguir cuando estás usando el AI para que tus resultados sean óptimos y más rápidos.

CAPÍTULO SIETE: LA COMIDA Y EL AYUNO

Durante los últimos capítulos hemos hecho mucho énfasis en la alimentación, esta es la otra parte de la ecuación, la otra cara de la moneda, el ayuno y la comida. Esto es obvio, todos sabemos que debemos comer mejor, pero exactamente, ¿qué significa esto? Podríamos decir que comer bien es tener una dieta en la que se restringe el consumo de azúcares, grasas, la sal, las harinas y la carne roja. Ojo, se debe restringir solamente, no quiere decir que dejemos de comer por completo todas estas cosas, simplemente debemos comer cantidades más pequeñas de estas y comer más fibras, proteína vegetal y grasas buenas.

¿Qué es comer balanceadamente?

Lo que tienes que entender acerca de una alimentación saludable es que más que una dieta es un estilo de vida. Cuando comienzas un método de ayuno intermitente (5:2, ADF o 16:8) si lo combinas con una dieta balanceada entonces perderás peso mucho más rápido, pero no solo eso, verás cómo tu salud mejora en todos los aspectos. Lo primero que debes hacer es alejarte de la comida procesada y mejorar la calidad nutricional de tu dieta. Por ejemplo, tienes que reducir la cantidad de carbohidratos, grasas y azúcar que comes semanalmente, se trata de preferir la comida que te aporta mayor cantidad de nutrientes y menos calorías.

Es mejor que elijas proteínas magras, productos con granos enteros, grasas saludables, azúcares no refinados, comida sin colorantes ni conservadores. La comida chatarra (llamada así porque sus altos niveles de sal, azúcar, grasas saturadas y saborizantes artificiales) no te da ningún aporte nutricional, todo son calorías que se convierten en grasa dentro de tu cuerpo. Si te enfocas en buscar comida de buena calidad nutrimental, entonces estarás encontrando la fórmula maestra para bajar de peso y ser una personas mucho más saludable.

Cuando tienes una dieta balanceada con el tiempo vas perdiendo la necesidad de comer azúcares o grasas saturadas, ni siquiera pensarás en ellas. Esta es una tarea de enormes proporciones, requiere de un compromiso muy grande, pero son cosas que sin duda puedes hacer tu mismo. El primer gran compromiso que debes hacer es cocinar tu propia comida. La comida saludable es aquella que se cocina en casa, con ingredientes de alta calidad y sin químicos agregados. Si cocinas en casa, entonces tienes un control total de todos los elementos que consumes en tu dieta.

La importancia de leer bien las etiquetas

Otro de los compromisos que tienes que hacer es siempre leer la información nutricional en las etiquetas de la comida. Algo que parece no tener mucha importancia, es en realidad crucial para tu vida. Al buscar la información nutricional de las cosas que quieres comprar estás dando un paso enorme hacia una vida más saludable. Cuando lees bien las etiquetas te puedes enterar de lo que realmente te estás comiendo, la comida industrial nunca es lo que parece y si buscas los ingredientes te podrás llevar grandes sorpresas.

En la información nutricional encontrarás todo lo que necesitas saber sobre tu comida, recuerda que "menos es más", entonces entre menos ingredientes tenga un producto mejor. Por lo general la comida industrializada necesita ser tratada con conservadores y químicos que previenen la descomposición y los hacen durar mucho tiempo, pero todos estos químicos no son buenos para tu salud. Así que tienes que prestar atención a las palabras como hidrolizado, modificado o refinado, ya que estás indican que el ingrediente es altamente procesado y por ende entonces sería mejor que no lo consumieras.

Debes tener cuidado en todos los alimentos, incluso cuando sean de granos enteros debes prestar atención a la cantidad de azúcar y grasa saturada, si tienen muchas calorías provenientes del azúcar y la grasa saturada entonces ese producto no tiene mucho valor nutricional. Otro factor muy importante que debes buscar es la cantidad de sodio que contiene el producto, la comida industrial suele tener altas cantidades de sodio y la ingesta recomendada de sodio para un adulto es de 2,300 miligramos de sodio, pero se estima que un adulto promedio ingiere hasta 3,400 miligramos al día.

La mejor manera de evitar la comida con demasiados químicos y agregados es consumir comida orgánica, ser orgánica significa que no tiene ingredientes agregados, conservadores, saborizantes y demás. Comer bien entonces se trata de consumir lácteos, semillas sin sal, legumbres y granos secos, harinas integrales, proteína magra, vegetales y frutas frescas. Así estarás llenando tu estómago con comida nutritiva, consumirás fibra y nutrientes, te alejarás del sodio y las grasas saturadas de la comida industrializada. Comerás solo alimentos que te den salud, no alimentos que afectan tu salud.

Comer limpio y saludable

Entre la comunidad médica se ha vuelto más frecuente el uso del término "comida limpia". Se trata de un patrón de dieta que se centra en alimentos frescos, orgánicos y naturales. Este es un plan de dieta en el que sustituyes la comida ultra procesada o industrial por comida fresca y con pocos ingredientes. Entre más cerca se encuentre la comida a su estado natural más beneficiosa es para tu salud. Comer limpio es más un estilo de vida, lo único que tienes que hacer es recordar algunos sencillos pasos para ser más saludable.

1. Come más frutas y vegetales

Las frutas y los vegetales son quizás los alimentos más saludables que existen, sus propiedades nutricionales son las mejores en relación con las calorías y la proporción de alimentos. Los productos del campo están llenos de fibra, vitaminas, minerales y los compuestos vegetales pueden reducir la inflamación y protegerte de otras enfermedades. Los vegetales siempre han sido parte de la dieta de los seres humanos, conforme nuestros gustos en comida se fueron alejando de los vegetales y frutas, las enfermedades comenzaron a extenderse entre las personas.

La mayoría de las frutas y vegetales son ideales para comer limpio, especialmente porque pueden ser comidas sin cocinar, inmediatamente después de haberlas cosechado y limpiado. Hay incontables estudios médicos que han encontrado que una dieta alta en frutas y vegetales reduce el riesgo de contraer enfermedades como el cáncer o males cardíacos. Las frutas y vegetales son bajos en carbohidratos por lo que no elevan mucho el nivel de glucosa en tu sangre, de tal manera, que no se convierten en grasa dentro de tu cuerpo.

Comer vegetales orgánicos te garantiza comer lo más limpio posible, ya que los pesticidas y agroquímicos son un riesgo para tu salud. Agregar más frutas y vegetales a tu dieta no es tan complicado, puedes preparar ensaladas en pocos minutos y también puedes cocinar las verduras y guardarlas en tu refrigerador para que se conserven por largo tiempo.

2. Deja de comer carbohidratos refinados

Los carbohidratos refinados son alimentos altamente procesados que son fáciles de digerir pero con un bajo valor nutrimental. Este tipo de comida se relaciona con problemas como inflamación, resistencia a la insulina, hígado graso y obesidad. Los harinas refinadas se encuentran en casi cualquier tipo de pan blanco, el problema con ellas es que tienen un exceso de grasas que se traducen en aumento de peso.

De tal manera que se te recomienda que te alejes de cereales listos para comer, pan blanco, azúcares y bebidas endulzadas. Los granos refinados te causan inflamación ya que carecen de fibra y otros nutrientes valiosos. Para comer limpio es necesario evitar toda harina que no sea integral y refinada.

3. Evita el aceite vegetal y la margarina

Los aceites vegetales y margarinas no son considerados alimentos limpios. Son productos producidos con reacciones químicas y por ello están altamente procesados. Algunos aceites contienen altos niveles de ácido de Omega-6 linoléico, un ácido graso que ha demostrado estar relacionado con la inflamación, el aumento de peso y las enfermedades cardiacas.

Las margarinas son una imitación química de la mantequilla, contienen grasas trans artificiales y elevan tus niveles de colesterol. No se recomienda su consumo, es mejor que lo evites porque puede revertir los efectos positivos del ayuno. Esta recomendación también aplica a los quesos crema y demás productos lácteos que puedan ser untables, básicamente todos son solo una base de aceite vegetal y saborizantes.

4. Huye de el azúcar en todas sus formas

Cuando estás en un estilo de vida limpio, es fundamental que te alejes del azúcar agregado en todas sus formas. Solo debes consumir el azúcar que naturalmente forma parte de frutas y verduras, y sobre todo no ingerir el azúcar blanca refinada. Muchos estudios han relacionado este compuesto con enfermedades como la obesidad, la diabetes, higado graso y cáncer. El azúcar es necesario para tu vida, pero debes saber cuáles son fuentes saludables de azúcar como la miel de abeja natural.

Sin embargo, si tienes un problema de salud relacionado con la diabetes, síndrome metabólico o alguna enfermedad similar, lo recomendable es que evites cualquier forma de azúcar concentrada, incluyendo aquellas de fuentes naturales como la miel de maple o de abeja. El azúcar natural de una fruta o de una nuez es suficiente para cubrir la necesidad de tu cuerpo por algo dulce. Otro problema relacionado con el consumo de azúcar durante el ayuno es que el azúcar hará que te sientas más hambriento y cansado después de un tiempo.

El azúcar en la sangre primero te ocasiona un exceso de energía, la glucosa se puede quemar rápidamente pero está hace que los requerimientos de insulina aumenten, poniendo a trabajar a tu páncreas de forma forzada para poder procesar toda la glucosa, lo que te hará sentir más cansado y hambriento porque tu páncreas necesita más combustible y tu flujo sanguíneo estará repleto de insulina.

5. Limítate con el alcohol

Si estás buscando comer limpio es necesario que reduzcas al mínimo tu consumo de alcohol, lamentablemente el alcohol tiene muchas calorías. Por ejemplo la cerveza se hace agregando levadura a granos molidos, frutas o vegetales, dejando que todo se fermente. Por esta razón, la cerveza tiene muchos carbohidratos que hacen que el nivel de glucosa en tu sangre se dispare.

En pequeñas cantidades, algunos licores son recomendados, por ejemplo tomar un poco de vino al día ha demostrado beneficiar tu salud. No obstante, la mayoría de los licores consumidos en grandes cantidades son causantes de problemas inflamatorios, enfermedades hepáticas, desórdenes alimenticios y exceso de grasa abdominal.

El alcohol también pasa por procesos de industrialización en los que se le agregan químicos, saborizantes y endulzantes, todos estos son dañinos para tu salud. Así que si quieres tener una dieta y una vida más saludable tienes que reducir o eliminar tu consumo de alcohol, verás que tu cuerpo te lo agradecerá.

6. No compres nada que venga en un empaque

Comer limpio implica no comer nada que venga en un empaque. Cualquier cosa, desde galletas saladas, barras de granolas o pastelillos, todos estos productos generalmente contienen azúcar refinada, harinas, aceites vegetales y otros ingredientes dañinos.

Todos estos ingredientes extras hacen que el valor nutricional de la comida empacada sea casi nulo. Evita comer este tipo de bocadillos cuando te da hambre entre comidas, procura tener a la mano cosas saludables como vegetales, granos o nueces. Puedes hacer una mezcla de nueces, fruta seca y granos para saciar tu hambre y recibir muchos nutrientes esenciales.

7. Convierte al agua natural en tu principal fuente de hidratación

El agua natural es la bebida más saludable que pueda existir, todos los seres vivos de este planeta dependen de ella para sobrevivir. Sin duda debes tomar agua en grandes cantidades si quieres comer limpio. No contiene agregados, azúcar, saborizantes artificiales u otros ingredientes, es la bebida más limpia que puede haber en el mundo. Los expertos afirman que una persona adulta debe por lo menos tomar 2 litros de agua al día para reponer todos los líquidos que pierde al respirar, transpirar y orinar.

Bebiendo agua natural te mantienes hidratado, tu organismo funciona de mejor manera, te ayuda a desechar los residuos de la comida y además te ayuda a bajar de peso. Al contrario, con las bebidas endulzadas como los jugos, tés y sodas comerciales, lo que encuentras es una gran cantidad de azúcares y saborizantes que te pueden ocasionar problemas como diabetes, obesidad y demás enfermedades.

Tomar café o té sin endulzante son excelentes opciones de bebida, ambos pueden aportar beneficios a tu salud, pero debes tener cuidado con tomarlos en pequeñas cantidades debido a la cafeína, hay personas que son demasiado sensibles a los efectos de la cafeína y por ello pueden tener efectos secundarios como taquicardia, sudoración, ansiedad y demás. No hay nada que pueda vencer a un vaso de limpia y cristalina agua natural, es refrescante y además tiene un sabor estupendo.

Lo que podemos sacar en claro de todas estas recomendaciones es que debes poner un énfasis en comer alimentos frescos, nutritivos y con poco procesamiento. Tienes que tomar el control por completo de lo que llevas a tu boca y por ello debes cocinar tu propia comida. Este estilo de dieta no solo puede ayudarte a bajar de peso y complementar el ayuno intermitente, también te puede ayudar a desarrollar gusto por los sabores naturales y dejarás de consumir comida chatarra.

Comenzando una dieta limpia

Si decides hacer una dieta con comida limpia debes hacerlo gradualmente, al principio será difícil que te deshagas de toda la comida procesada y llenar tu casa solo con alimentos frescos y naturales, lo importante es que puedas ir sustituyendo poco a poco la comida industrializada por ingredientes frescos, todo a un ritmo constante sin la necesidad de esforzarte demasiado. Tu alimentación es un hábito, y como tal lo has aprendido a lo largo de muchos años, no puedes cambiar la forma en la que comes de la noche a la mañana. Es necesario que te propongas una meta clara y a corto plazo para que así puedas modificar tu estilo de vida y puedas sacar mayor provecho de tus alimentos.

Recuerda que comer limpio es más un estilo de vida que solo un plan de dieta, así que no te sientas culpable si de vez en cuando no puedes alimentarte bien y tengas que recurrir a los alimentos procesados. Lo importante es que tomes consciencia de que hay alimentos dañinos y otros saludables, y que estos últimos siempre tienen que ser más frecuentes en tu ingesta diaria que la comida chatarra. Con el paso de los días verás que es fácil sustituir los antojos de comida chatarra con sabores naturales como el de las frutas.

Comer limpio incrementará los efectos del ayuno intermitente, asegurandote que serás la persona más sana que puedas ser. Mejorarás tu metabolismo, regularás la cantidad de azúcar en tu sangre, la presión arterial, perderás peso y envejecerás más lento, recuerda que una ingesta de calorías restringida puede hacerte vivir mejor y por más tiempo. Un estilo de vida más saludable comienza siempre por un cambio de actitud, debes proponerte a cambiar y establecer metas claras, sin la motivación adecuada ninguna dieta o ayuno podrá cambiar tu salud y hacerte perder peso.

El principal error que puedes cometer al momento de hacer ayuno intermitente es no comer el tipo adecuado de alimentos, porque toda la comida procesada y alta en grasas hará que recuperes las grasas que con tanto esfuerzo tu cuerpo pudo eliminar durante el periodo de ayuno. De tal manera, que lo que elijas comer hará que tu ayuno sea o no más efectivo. El nivel de resultados que verás en tu cuerpo dependerá de la calidad de comida con la que te alimentas, entre menos carbohidratos y alimentos procesados ingieras, más nutrientes recibirás de tus comidas.

Con una dieta alta en azúcares y carbohidratos habrá un alto nivel de glucosa en tu sangre, constantemente estará fluctuando y hará que tengas hambre más veces al día. Por este motivo, la mejor dieta para hacer AI es una dieta baja en carbohidratos, para que tus niveles de azúcar en la sangre sean bajos y constantes y tu organismo puede entrar en el modo de quemar grasas. Cuando te concentras en consumir grasas saludables, pocos carbohidratos y más proteínas entonces tendrás una sensación de saciedad por más tiempo.

En este capítulo pudimos aprender acerca del concepto de comer limpio, este concepto es muy importante porque te ayuda a reconocer cuáles alimentos son nutritivos y cuáles pueden ser perjudiciales para la salud. Ahora que ya tienes las bases del ayuno intermitente y la comida balanceada, es momento de que pasemos al inicio de tu plan de AI, en el siguiente capítulo veremos todos los pormenores y preparaciones que debes tomar en cuenta a la hora de poner en marcha tu ayuno.

CAPÍTULO OCHO: CONSIDERACIONES PREVIAS A TU PLAN DE AYUNO INTERMITENTE

Para este punto debes tener una base bastante sólida de conocimientos acerca del AI, sabes cómo funciona y qué es lo que puedes esperar. Ahora es momento de que comiences por fin con tu plan de ayuno. Debes limitar tu ingesta de calorías ciertos días de la semana y otros comer regularmente. Los periodos prolongados de ayuno harán que tu cuerpo entre en modo de quemar grasas y comenzarás a perder peso. Recuerda que la alimentación limpia es el complemento del AI, si comes demasiado durante los periodos de ingesta entonces no podrás perder peso.

Antes de comenzar te encontrarás con una serie de situaciones con las que debes tratar antes de iniciar tu ayuno, son aspectos tan amplios que comienzan con la elección del plan adecuado, los efectos secundarios y las medidas de seguridad, despejar algunas dudas frecuentes y errores comunes que puedes evitar. Analicemos cada uno de estos detalladamente.

Haz una elección bien pensada

Debes elegir con cuidado el método de ayuno intermitente que quieres seguir, es una decisión muy importante y de la que depende en mayor medida el éxito de tu ayuno. Para elegir el método adecuado debes ser completamente sincero contigo mismo, reconocer cuáles son tus límites y debilidades y adoptar un plan que no sea demasiado ambicioso porque entonces será poco probable que lo termines. Hay personas que pueden sobrellevar mejor el ayuno que otras, pero cuando eres nuevo en el mundo del AI, lo recomendable es que sigas los métodos más amigables.

Si eres un principiante tal vez el mejor método sería 5:2 o el de mediodía, tal vez la técnica de saltar una comida también te ayude a conseguir buenos resultados sin la necesidad de poner tu cuerpo bajo mucho estrés. Pero si crees tener un control fuerte de tu cuerpo entonces puedes intentar el método 16:8 e incluso el ADF (ayuno en días alternos). Todo depende de tu estilo de vida, de tus horarios de trabajo y demás, el método que elijas debe responder también a las características específicas de tu vida.

De tal manera, que para elegir el método de ayuno adecuado es necesario considerar tres aspectos: tu disciplina, los resultados que buscas obtener y los horarios de tus actividades. Quizá tu horario de trabajo es demasiado pesado entre semana, entonces sería recomendable que apliques un método que puedas realizar el fin de semana y en tus tiempo libres, porque si tu horario de trabajo no coincide con los horarios de tu ayuno entonces te será imposible realizarlo.

Efectos secundarios y medidas de seguridad

Puede que el ayuno intermitente puede ayudar a la mayoría de las personas, pero no es algo que todas las personas puedan realizar. No se recomienda que las personas con desórdenes alimenticios o que están bajos de peso realicen AI sin la asesoría de un experto en salud nutricional. Entre los efectos secundarios que puede tener el ayuno, el peor de todos es la sensación de hambre. Como estás comiendo menos de lo que acostumbras sentirás que tus reacciones no son tan rápidas, sentirás que te falta energía y que estás cansado. Estos dos efectos son muy importantes para tomar en cuenta para que no ayunes en tu horario de trabajo ya que podrías sufrir un accidente debido a tus bajas energías.

Lo bueno de todo este asunto es que solo es cuestión de tiempo para que tu cuerpo se adapte al ayuno intermitente y entonces todos estos efectos secundarios serán cosa del pasado. Por tu seguridad, te recomendamos visitar a tu médico antes de iniciar un plan de AI si tienes alguna enfermedad crónica. Recuerda que el ayuno no es recomendado para:

- Mujeres que están embarazadas o lactando
- Eres una mujer que quiere quedar embarazada
- Tienes historial de saltarte tu ciclo menstrual
- Haz tenido trastornos alimenticios
- Sufres de bajo peso
- Tomas medicamentos constantemente
- Tu presión arterial es baja
- Tienes problemas para regular el azúcar en tu sangre
- Sufres de diabetes

Si ninguno de los casos anteriores es el tuyo, entonces puedes comenzar un plan de AI con confianza, recuerda siempre ser respetuoso con tu cuerpo, no trates de forzarlo más allá de su límite, si aplicas tu ayuno adecuadamente, de lo único de lo que tendrás que preocuparte es pasar un poco de hambre de vez en cuando.

Dudas frecuentes

Hay algunas preguntas que aparecen con frecuencia entre las personas que comienzan el ayuno intermitente por primera vez. A continuación comparto contigo una lista de estas dudas frecuentes para que sepas qué esperar en caso de que te encuentres con algún inconveniente.

- ¿Puedo ejercitarme mientras ayuno?

La recomendación de los médicos es que sigas tu rutina regular de ejercicios mientras haces AI. Siempre es recomendable que integres ejercicios físicos a tu rutina diaria y si no realizabas alguna rutina de ejercicio antes de ayunar, la recomendación es que comiences con alguna actividad física. Mantenerte activo te ayudará a bajar de peso en menor tiempo, ya que consumirás más energía y tu cuerpo tendrá que quemar una mayor cantidad de grasas. Si haces ejercicios pesados debes comer más proteínas para que así puedas mantener tu masa muscular.

- ¿Es malo para mí no desayunar?

Toda tu vida te han vendido la idea de que el desayuno es la comida más importante del día, sin embargo, esto no es completamente verdadero, hay muchas personas que pueden funcionar muy bien durante sus días de ayuno sin la necesidad de desayunar. Además, la persona promedio desayuna comida altamente procesada, harinas refinadas y grasas saturadas.

- ¿Qué tanta agua debo tomar durante el ayuno?

Toda la posible, no hay ningún problema con tomar muchos líquidos durante tu ayuno, es lo mejor que puedes hacer por dos razones: tomar mucha agua te hará sentir lleno, por lo que tendrás menos tentación de comer; la otra es que tu cuerpo comienza a eliminar toxinas que necesitan ser expulsadas de tu cuerpo. Puedes tomar otras bebidas, cuidando que no estén endulzadas y que no tengan demasiada cafeína.

- ¿Debo tomar multivitamínicos y suplementos?

Si tú piensas que es necesario tomar suplementos en tu dieta, además de vitaminas y minerales, es completamente aceptable y seguro. Algunos suplementos te pueden ayudar a tener más energía, a disolver la grasa y mejorar tu digestión. Todo lo que aporte a tu dieta es bienvenido.

- ¿El ayuno intermitente vuelve más lento a mi metabolismo?

El AI no hace que tu metabolismo sea más lento, al contrario, lo acelera. Si estás realizando un ayuno prolongado de más de tres días entonces puede que tu metabolismo se vuelva un poco más lento, por eso se recomienda que tu ayuno sea intermitente y no tan prolongado.

- ¿Puedo comer algo si la sensación de hambre es muy fuerte?

Claro que puedes, recuerda que hacer ayuno no significa que no puedas comer absolutamente nada, sino tener una ingesta de calorías muy restringida y consumir alimentos que te aporten nutrientes y no solo grasas y azúcares. Si tienes mucha hambre lo que puedes hacer es picar una manzana y ponerla en la licuadora junto a unas cucharadas de avena y agua. Este saludable batido te ayudará a sentirte satisfecho por un largo tiempo y te aportará ricos nutrientes.

- ¿Cuánto tiempo tengo que esperar para ver resultados?

Si bien cada cuerpo es distinto, si sigues disciplinadamente tu plan de ayuno podrás ver resultados tan pronto como en cuatro semanas. Todo dependerá del tipo de ayuno que realices, si haces más horas de ayuno más pronto verás cambios en tu cuerpo, lo importante es que tengas paciencia y no comas de más cuando estás en tus periodos de ingesta. Si comes demasiado después de tu periodo de ayuno, estarás arruinando todo el progreso que tu cuerpo consiguió durante el periodo de inanición. Con un compromiso firme, una dieta balanceada y un plan de ayuno adecuado, podrás ver resultados tan pronto como tres semanas.

Errores comunes que puedes evitar

Tal vez en algún momento de tu vida has hecho un ayuno, incluso aunque no haya sido una elección consciente. Si alguna vez has tenido que saltarte una comida o más, entonces ya has hecho ayuno intermitente. Pasa todo el tiempo, se acumula el trabajo en la oficina y no puedes salir a comer, te levantas tarde y te tienes que ir a la escuela sin desayunar, son situaciones comunes en la vida que todos hemos experimentado por lo menos una vez.

Cuando haces ayuno intermitente hay algunos errores que las personas cometen sin darse cuenta, para que esto no te pase y puedas aprovechar la experiencia de otros, compartimos contigo algunos de los errores más comunes que cometen los principiantes, pero que no tienen por qué sucederte a ti.

- No le digas a nadie que estás ayunando hasta que ya hayas dominado la técnica. Te puedes encontrar con muchas personas que son escépticas al método del ayuno, su desaprobación puede hacerte dudar de lo que te estás proponiendo y será más probable que lo abandones. Recuerda que cuando se trata de tus planes es mejor que los guardes para ti mismo, mucha gente no le gusta celebrar los logros de los demás, por eso es muy importante que no hables antes de tiempo.
- Para hacer que el ayuno sea más llevadero debes mantenerte ocupado todo el tiempo, así tu mente no estará pensando todo el tiempo en comer. Muchas personas ayunan durante la noche para aprovechar sus horas de sueño y de paso no verse tentados a comer. Si estás ocupado constantemente no pensarás mucho en comida, te será más fácil concentrarte y así el tiempo pasará volando.
- Para contrarrestar la sensación constante de hambre, intenta comer una dieta rica en vegetales los cuales te harán sentir satisfecho por más tiempo ya que no harán que tus niveles de insulina se disparen, por lo

que tu cuerpo no tendrá que hacer un esfuerzo extra para librarse del exceso de azúcar.

- Evita la goma de mascar o las mentas mientras ayunas, tener cosas en la boca y salivar solo te harán sentir más hambriento, le darán una señal a tu estómago de qué tiene que segregar más grelina, la hormona encargada de darte hambre.

- Si estás haciendo tu ayuno tienes menos horas al día para comer, esto también quiere decir que debes consumir menos calorías. Si durante las pocas horas del día quieres ingerir toda la comida de un día normal, te será más difícil perder peso. Si estás acostumbrado a comer 2000 calorías diarias y tratas de consumir todas esas calorías en un periodo de tiempo de 8 horas, harás que tu ayuno sea menos efectivo. El ayuno también necesita de una reducción de calorías en tu dieta. Si comes de más durante los periodos de ingesta entonces estarás echando a perder el ayuno.

- Tómate tu tiempo, no quieras hacer grandes avances desde el principio de tu ayuno intermitente. Es muy complicado cambiar nuestros hábitos alimenticios, si estás acostumbrado a hacer tres grandes comidas al día, entonces debes hacer una transición tranquila hacia el ayuno. Antes de hacer un ayuno de 16 horas intenta hacer ayuno por 10 horas, de ahí puedes ir aumentando gradualmente el tiempo que pasas sin comer durante el día. Cualquier periodo de tiempo que pasas sin comer puede ser de provecho para ti, aunque todavía no seas capaz de ayunar durante 16 horas, los beneficios se irán presentado en tu vida.

- No solo se trata de comer menos calorías, puede que no comas demasiado pero puedes estar ingiriendo alimentos con nulo valor nutrimental. Ingerir comida con mucha azúcar, sal, grasas o muy procesada hará que no consigas ningún beneficio. Debes alejarte de la comida chatarra a toda costa, si la consumes durante tu ayuno, tu cuerpo puede colapsar ya que no tendrá los nutrientes necesarios para funcionar correctamente. Recuerda comer limpio mientras estás ayunando y llenar tu dieta con proteínas magras, grasas buenas y muchos vegetales.

- Hay cosas que pueden interrumpir tu ayuno a pesar de que no estés comiendo nada intencionalmente. A veces, un poco de azúcar en tu boca puede hacer que tu cerebro libere señales para producir insulina. Si hay insulina y glucosa en tu sangre entonces tu cuerpo dejará de quemar grasas y tu ayuno habrá terminado sin que te des cuenta. Muchos productos de uso diario pueden hacer que se dispare la insulina en tu cuerpo, los analgésicos y los jarabes para la tos pueden traer azúcar, el dentífrico y el enjuague bucal pueden tener endulzantes, de igual forma la mayoría de las vitaminas y suplementos contienen grasa y azúcar.

- Es muy importante mantenerte bien hidratado. Cuando comes obtienes mucha del agua que necesitas en tu vida de la comida, así que si estás ayunando es importante que tomes más agua porque estás dejando de recibir el agua que viene de la comida. Si te llegas a deshidratar durante tu ayuno vas a experimentar unas ganas intensas de comer, sentirás un hambre muy extrema. Para que esto no te suceda, toma mucha agua, tés o café, ten en mente que siempre debes estar tomando agua para combatir la sensación de hambre.

- Cuando haces AI no debes abandonar tu rutina de ejercicios, es más, ejercitarte cuando estás en ayuno es el mejor momento para hacerlo ya que estarás quemando más de la grasa acumulada. Cuando te estás ejercitando tus músculos crecen, tienes que crear más proteínas y los músculos en crecimiento queman más calorías. Entre más grandes sean tus músculos más energía necesitarás para moverlos y por ende quemarás más grasas. Para que tu ejercicio sea más provechoso, realízalo antes de los periodos de ingesta, después de hacer tu rutina puedes comer proteínas y carbohidratos saludables para maximizar los resultados. Evita hacer una rutina de ejercicios muy intensa el día que vas a hacer un ayuno prolongado, ya que te puedes sentir débil o mareado. Si comienzas a sentirte mal durante tu ejercicio, entonces detente y toma un descanso, no te esfuerces de más.

- Recuerda que nadie es perfecto, por lo tanto no puedes llevar tu AI de forma perfecta, debes ser consciente de que habrá veces en las que no podrás seguir tu ayuno al pie de la letra, esto no debe desanimarte demasiado. Habrá días en los que tengas que comer por razones especiales, una pequeña derrota no tiene que convertirse en un fracaso. El camino hacia un cuerpo más saludable no es una línea recta ascendente, es algo más parecido a una montaña rusa, donde encontrarás progreso pero también retroceso. Sin embargo, lo realmente importante es que nunca te rindas, solo cuando abandonas tu plan de AI es cuando has sido derrotado.

Estas son algunas de las precauciones que debes de tomar al momento de comenzar con tu ayuno intermitente, para este punto ya cuentas con la información suficiente para hacer el salto de la teoría a la práctica. Para poder orientarte un poco mejor en el siguiente capítulo encontrarás un plan de alimentación que puedes aplicar al momento de hacer tu AI, así estarás asegurando conseguir los mejores resultados posibles.

CAPÍTULO NUEVE: EL PLAN DE ALIMENTACIÓN

Ya hemos mencionado la importancia de tener una buena alimentación, es la otra cara de la moneda cuando se trata de ayuno intermitente. La mejor dieta que puedes hacer es una que se enfoque en comer limpio, que como vimos, es una dieta con alimentos ricos en nutrientes, en estado natural o sin procesar, que estén libres de productos químicos o conservadores. Todos los ingredientes agregados de la comida industrializada son perjudiciales para la salud y a la larga te hace mucho más daño de lo que te alimentan.

Para conseguir una dieta equilibrada y sana, te propongo un plan de alimentación de 4 semanas, que tiene como base alimentos limpios, aquí encontrarás platos fáciles de cocinar, deliciosos y creativos, para que no te canses de comer siempre lo mismo. La principal dificultad de la dieta limpia es que tienes que preparar los alimentos tú mismo, pero verás que es mucho más fácil de lo que parece, aquí encontrarás recetas que cualquiera puede preparar en casa.

Hay cosas importantes que tienes que tener antes de empezar, algunas son ingredientes como aceite de oliva, especias, sal y pimienta, todos estos son necesarios para que puedas enriquecer los sabores de todos tus alimentos de forma saludable. Para que no tengas problemas ideando todos los días que vas a comer, te propongo el siguiente plan de dieta de 4 semanas basado en comer limpio. Este plan está diseñado para cuidar lo que comes durante 6 días a la semana y el día restante puedes descansar, no para que comas lo que sea, sino para que comas algo distinto.

La primera semana de comer limpio

En esta primera semana de comer limpio, debes conseguir la siguiente lista de alimentos e ingredientes que no pueden faltar en tu casa y que puedes utilizarlos en todas tus comidas durante toda la semana. Los ingredientes de esta semana son:

- Frutas (5 manzanas, 1 papaya, 1 kg de plátanos, 1 kg de naranjas, 4 aguacates)
- Vegetales (1 lechuga, 1 kg de zanahoria, 1 kg de berenjena, 1 kg de tomates)
- Leche de almendras
- Huevos
- Proteína en polvo a base de plantas
- Mantequilla de nueces
- Quinoa
- Pollo

1.1 Qué preparar por las mañanas

Esta semana comenzarás con deliciosos batidos de fruta, que contienen fibra y vitaminas. Puedes preparar los batidos de la siguientes maneras:

- Un batido de plátano adicionado con proteína en polvo, recomendado después de una pequeña sesión de ejercicio.
- Puedes hacer jugo de frutas o mezclar frutas con vegetales, puedes tomar un vaso de jugo de naranja con zanahoria o un jugo de tomate con papaya.

Los desayunos deben de ser ligeros, debes hacer una comida más sustancial durante el almuerzo, que será una de las comidas más importantes de tu día.

1.2 Platos para el almuerzo

La quinoa será el plato fuerte de esta semana, puedes preparar una cantidad grande de quinoa para ir mezclandola con los diferentes ingredientes que tienes en tu dieta. Para preparar la quinoa tienes que seguir los pasos de la preparación del arroz:

Preparación de la quinoa

- Primero lavamos la quinoa.
- La tostamos con un poco de aceite en una olla o sartén profundo, en este paso puedes agregar otros ingredientes como cebolla, ajo o tomate, dependiendo del sabor que quieras obtener.
- Después de que has sofreído con otros ingredientes, debes agregar agua, generalmente debes seguir una medida de dos proporciones de agua por una de quinoa (pueden ser dos tazas de agua por una taza de quinoa).
- Cuando la quinoa comience a hervir entonces debes bajar el poder del fuego al mínimo, tapar la olla y dejar cocer durante 15-20 minutos.

- Cuando la quinoa esté lista verás un cambio de color y el líquido se habrá consumido bastante.
- Por último retirar del fuego y dejar reposar.

A la quinoa le puedes agregar los ingredientes de esta semana, puedes comerla con pollo, aguacate, huevos, verduras o incluso con frutas. Puedes usar tu creatividad.

1.3 Recetas para la cena

El pollo no siempre tiene que ser preparado de la misma manera, aquí te presentamos algunas:

- Pollo con vegetales
- Brochetas de pollo con salsa de maní
- Pollo balsámico con espinacas
- Envolturas de pollo con quinoa

La segunda semana de comer limpio

En esta semana aumentarás el consumo de proteína, sin dejar de lado tu base de vegetales necesaria. Los ingredientes para esta semana serán:

- Frutas (1 kg de kiwi, 1 sandía, 1 kg de ciruelas, 1 kg de moras)
- Vegetales (aguacate, tomate, lechuga, pepino, acelgas, brócoli)
- Huevos
- Avena
- Carne de res
- Mariscos o pescados

2.1 Comidas que puedes preparar en las mañanas

En esta semana, los desayunos se basarán en el huevo, puedes comerte directamente los huevos o utilizarlos para preparar masa. Puedes comer tus huevos en burritos, con vegetales, crepas o revueltos con el ingrediente de tu elección. Recuerda siempre comer más vegetales que proteína, si preparas tus huevos por la mañana recuerda agregarle acelgas, brócoli o tomate, lo importante es que haya siempre un balance entre proteína y fibra.

El huevo es una gran fuente de alimentación, esta segunda semana te será más llevadera porque el huevo te dará una sensación de saciedad que te durará toda la mañana y no sentirás la necesidad de comer tan pesado. El huevo lo puedes preparar de muchas maneras, es delicioso y versátil por lo que podrás desayunar toda la semana los mismos ingredientes pero sin repetir el plato.

2.2 Ideas para la hora del almuerzo

Esta es una semana de proteínas, el huevo de la mañana es complementado con una porción de carne, con 200 g es suficiente. La proteína debe ser acompañada por una generosa porción de ensalada. Vegetales surtidos, con una base de lechuga o espinacas con pepino, tomate y brócoli. Lo recomendable es que comas pescado, un filete de salmón o pescado de tu preferencia, ya que el pescado es rico en proteínas y grasas saludables.

Las comidas de esta semana son muy simples, ensalada y carne, recuerda que al preparar la carne debes usar el mínimo de ingredientes y cocinarlo de forma sencilla. También, debes cuidar no agregar demasiadas cosas a la ensalada.

Normalmente nos gusta comer nuestras ensaladas con aderezos, distintas opciones de proteína e, incluso, pan. Pero en esta dieta lo que te recomendamos es que comas solo los vegetales con un poco de aceite de oliva y sal. Verás que el sabor de la ensalada se resaltará sin necesidad de agregarle ingredientes procesados.

2.3 Recetas para las cenas

Para cerrar la noche puedes comer otra porción de carne, puede ser carne de res o pollo, lo que te parezca mejor a ti, el pollo es más recomendable que la res, pero como la semana pasada hubo pollo, puedes variar cenando carne de res. Puedes comer algún corte o carne molida preparada en distintas presentaciones. Lo importante es que no sea una porción demasiado grande, con 150 g de carne es suficiente.

De nuevo, recuerda acompañar tu carne de alimentos saludables, galletas integrales y horneadas, pan integral, ensalada, lo que tú prefieras. También, puedes invertir los platillos del almuerzo y la cena, puedes comer la carne de res a mediodía y cenar un filete de pescado, la decisión es tuya. La última comida del día por lo general debe ser la más ligera de todas, no obstante, si estás ayunando y planeas ayunar por largo tiempo en la mañana, entonces deberías considerar hacer una cena más generosa.

La tercera semana de comer limpio

Esta es la semana de la restricción calórica. Aquí comerás en porciones más pequeñas y con menor variedad. Los ingredientes para esta semana son:

- Frutas (6 manzanas, 1 kg de plátano, 1 papaya)
- Vegetales (calabaza, calabacín, batata, brócoli)
- Avena
- Leche y yogurt
- Carne molida de pavo

3.1 Comidas que puedes preparar por las mañanas

La avena será el arma secreta para los desayunos, puedes prepararla en grandes cantidades y guardarla en la nevera para que te la comas a lo largo de toda la semana. La avena es muy rica en fibra, es muy nutritiva y se puede preparar de muchas maneras.

Lo mejor de la avena es su fácil preparación, los pasos para hacerla son:

- Pones a hervir una taza de avena con dos tazas de agua o leche.
- Le agregas un poco de azúcar para darle sabor, así como canela o esencia de vainilla.
- Esperas a que el agua hierva y mezclas hasta que las hojuelas de la avena se hayan reventado y se reduzca el líqudo.

Al momento de servirte tu avena puedes agregarle todo tipo de ingredientes, fruta como plátano, fresas, manzana o cualquiera que tengas a la mano, también le puedes poner nueces, semillas y frutas secas. Cualquier combinación que elijas será deliciosa y nutritiva, la avena tiene muchas propiedades benéficas para tu organismo. Recuerda consumir solo avena en estado natural, de nada sirve que comas avena procesada llena de conservadores y endulzantes.

3.2 Ideas para la hora del almuerzo

Esta semana será la semana de los vegetales, la base será la batata, el calabacín, calabaza y brócoli. Estos deben ser cocidos con pimienta y sal, para después cortarlos en juliana. Ya que tienes la base de las verduras le agregas la fuente de proteína que prefieras, puede ser la carne molida de pavo, o mariscos, la elección es tuya. Los vegetales pueden ser sazonados con especias o preparados como si fueran un tipo de pasta.

La porción de carne debe ser mucho menor que los vegetales, puedes agregar 150 g de proteína a 350 g de verduras cocidas. La semana pasada fue el momento de la proteína, esta semana está dedicada a la fibra dietética. Los vegetales y la avena son excelentes fuentes de fibra, la cual te ayuda a regular tus procesos digestivos, así como reducir tu nivel de colesterol en la sangre.

3.3 Recetas para la cena

Para la cena comerás frutas, avena y yogurt. Puedes comer las tres cosas por separado o puedes mezclar la fruta con el yogurt o con la avena. Las cenas tienen que ser lo más ligeras posibles, si compras yogurt es importante que este sea natural, tienes que leer bien la etiqueta porque hay muchas marcas de yogurt que dicen ser naturales, pero en realidad están endulzadas. La fruta se digiere rápido por lo que le darás a tu cuerpo el tiempo suficiente para asimilar los nutrientes antes de irte a dormir.

La cuarta semana de comida limpia

Esta última semana es la semana de la desaceleración, aquí debes acomular fuerza y energía para comenzar el ciclo de la dieta de nuevo. Esta es una semana en la que se permiten carbohidratos, podrás comer cosas con más calorías, además de que comerás cosas más variadas. Los ingredientes para esta semana son:

- Frutas (ciruelas, naranjas, melón, manzana)
- Vegetales (calabacín, pepino, zanahorias, tomate, espinacas, brócoli)
- Huevos
- Carne de res
- Pescado de tu elección
- Queso
- Atún
- Pollo

4.1 Comidas que puedes preparar por la mañana

Para desayunar puedes comenzar con 2 claras de huevo, queso con vegetales o un omelette. El huevo volverá a ser el centro del desayuno. Lo recomendable es que sólo comas 2 huevos al día, de tal manera que en las mañanas puedes cambiar el huevo por una porción de fruta y queso a la plancha, de tal manera que en la noche puedes comer 2 huevos.

Este desayuno debe ser lo suficiente abundante para que te sientas satisfecho la mayor parte del día, pero tampoco deberá ser demasiado pesado para ti. Cuando llegues a este punto de la dieta irás notando los resultados de todo tu esfuerzo, esta semana es muy importante, si logras superar la cuarta semana, cada vez te será más fácil llevar la dieta, ya que se habrá convertido en un hábito.

4.2 Ideas para la hora del almuerzo

En la comida del mediodía deberás comer una buena porción de carne, puedes alternar pollo asado con pescado asado, milanesa de res o fajitas de res, todo acompañado de sus vegetales frescos. Puedes preparar una buena ensalada con calabacín, espinacas, zanahorias y brócoli. La proporción debe ser de 2 medidas de ensalada por 1 medida de proteína. La comida de esta semana es balanceada en proteínas y carbohidratos, puedes comer más siempre y cuando sea más limpio.

Para este punto de la dieta tu cuerpo ya habrá comenzado a quemar grasa, por eso es importante que aquí obtengas los nutrientes necesarios para que tu cuerpo comience a transformarse de manera positiva. Una alta ingesta de proteínas es recomendada para las personas que hacen ejercicio y buscan aumentar su musculatura. A las personas que hacen ayuno intermitente se les recomienda aumentar su masa muscular ya que al perderse grasa corporal se necesita llenar ese espacio con músculos.

4.3 Recetas para la cena

Las cenas de esta semana serán moderadas, con porciones de proteína para que tus músculos tengan suficiente combustible. Puedes comer una ensalada de atún, pollo asado o 2 huevos con verdura. Recuerda que es preferible que cenes temprano y que dejes pasar un largo periodo de tiempo antes de irte a dormir, así la comida que ingeriste podrá ser procesada y no se volverá energía de reserva.

Estas son las cuatro semanas de alimentación limpia con las que puedes empezar tu ayuno intermitente. Irás alternando los días de ayuno con los días de ingesta, o cambiarás algunos horarios, pero a grandes rasgos puedes seguir este plan con cualquier método de AI, lo más importante es que tengas una guía clara de cómo debe verse una dieta equilibrada, quizás no siempre encontrarás los ingredientes necesarios para seguir este plan al pie de la letra, pero no importa, puedes reemplazar alimentos por otros de igual o mejor valor nutrimental. Ahora que conoces los conceptos básicos del ayuno y una alimentación limpia puedes tomar mejores decisiones respecto a las cosas que llevas a tu boca.

En este capítulo he compartido contigo un plan de alimentación muy completo con el que puedes acompañar tu ayuno intermitente. Con esta dieta, una rutina sencilla de ejercicios y la técnica de AI de tu elección, podrás bajar de peso y renovar por completo tu salud en tan solo 4 semanas. Es por ello, que en el siguiente y último capítulo de este libro te muestro un plan de cuatro semanas para que planees todos los aspectos de tu ayuno intermitente.

CAPÍTULO DIEZ: PRUEBA DE 4 SEMANAS

Como se ha mencionado, hay varios métodos de AI que puedes intentar para bajar de peso, dos de ellos, el método 5:2 y el 16:8 son, sin duda, los más populares. Ambos son recomendables, pero si eres un principiante en el mundo del ayuno, entonces es recomendable que apliques primero el método 5:2. En este capítulo compartimos un plan para cada uno de los métodos por si deseas intentarlos.

5:2

Como recordarás este método consiste en hacer ayuno con una ingesta controlada de calorías por dos días y el resto de la semana se tiene una alimentación regular. Para que el método sea más eficiente debes ser muy moderado con lo que ingieres los días de ayuno y recordar tener una alimentación limpia toda la semana.

Primera semana

La primera semana harás ayuno el día lunes y jueves, podrás descansar el resto de la semana.

Lunes	Martes	Miércoles	Jueves	Viernes	Sábado	Domingo
ayuno	comida	comida	ayuno	comida	comida	comida
500-600 calorías	2000-3000 calorías	2000-3000 calorías	500-600 calorías	2000-3000 calorías	2000-3000 calorías	2000-3000 calorías

Plan de ayuno día 1

Desayuno: 40 g de hojuelas de avena - 255 calorías

Cena: Ensalada de betabel con queso feta - 125 calorías

- 50 g de betabel - 13 calorías
- 30 g de queso feta - 83 calorías
- 60 g de espinacas - 29 calorías
- Rebanada de lima - 0 calorías

Bocadillo: Una manzana en rodajas con mantequilla de almendra - 145 calorías

Total de calorías: 525

Plan de ayuno día 2

Desayuno: Ciruelas y yogurt - 155 calorías

- 100 g de yogurt natural - 65 calorías
- 2 ciruelas - 60 calorías
- 1 cucharada de miel de abeja - 20 calorías

Cena: Galletas integrales horneadas con rebanadas de atún - 270 calorías

- 4 galletas horneadas integrales - 70 calorías
- 80 g de aún - 171 calorías
- 60 g de espárragos - 29 calorías
- Rebanada de lima - 0 calorías

Bocadillo: Sopa Miso - 52 calorías

Total de calorías: 477

Para que tengas una idea de qué debes comer los días puedes consultar el capítulo 9 de este libro, donde ya te hemos detallado una dieta semanal de comida limpia que puedes aplicar para potencializar los resultados de tu ayuno.

Segunda semana

La segunda semana harás ayuno los días martes y viernes, llevando una dieta limpia el resto de la semana.

Lunes	Martes	Miércoles	Jueves	Viernes	Sábado	Domingo
comida	ayuno	comida	comida	ayuno	comida	comida
2000-3000 calorías	500-600 calorías	2000-3000 calorías	2000-3000 calorías	500-600 calorías	2000-3000 calorías	2000-3000 calorías

Plan de ayuno día 1

Desayuno: Huevos hervidos y espárragos - 90 calorías

- 1 huevo - 70 calorías
- 5 piezas de espárrago - 20 calorías
- Sal y pimienta para sazonar - 0 calorías

Cena: Albóndigas de pavo con pan integral - 328 calorías

- 111 g de carne molida de pavo con huevo, cebollina, ajo y condimentos - 172 calorías
- 1 pieza de pan integral - 156 calorías

Bocadillo: Un manojo de uvas - 60 calorías

Total de calorías: 478

Plan de ayuno día 2

Desayuno: Pan integral con leche de almendra - 228 calorías

Cena: Vegetales asados con vinagre balsámico - 261 calorías

-Medio calabacín, media berenjena, medio pimiento rojo - 247 calorías

-1 cucharada de vinagre balsámico - 14 calorías

Bocadillo: 1 manzana en rodajas con canela en polvo - 60 calorías

Total de calorías: 549

Tercera semana

Esta semana los días de ayuno serán el día miércoles y el día sábado.

Lunes	Martes	Miércoles	Jueves	Viernes	Sábado	Domingo
comida	comida	ayuno	comida	comida	ayuno	comida
2000-3000 calorías	2000-3000 calorías	500-600 calorías	2000-3000 calorías	2000-3000 calorías	500-600 calorías	2000-3000 calorías

Plan de ayuno día 1

Desayuno: Omelette de espinacas- 160 calorías

-2 huevos - 140 calorías

-60 g de hojas de espinaca- 20 calorías

-Sal y pimienta al gusto- 0 calorías

Cena: Hummus y verduras cocidas - 175 calorías

-40 g de hummus - 123 calorías

-Medio plato con zanahorias, pepino y pimiento - 52 calorías

Bocadillo: Ciruela con miel de abeja - 70 calorías

Total de calorías: 429

Plan de ayuno día 2

Desayuno: Plátanos y yogurt bajo en grasa - 177 calorías

- 100 g de yogurt natural bajo en grasa - 65 calorías
- 1 plátano - 112 calorías
- Canela en polvo - 0 calorías

Cena: Pechuga de pavo con espinacas- 216 calorías

- 125 g de pechuga de pavo - 175 calorías
- 1 taza de espinacas cocinadas con sal y cebolla - 41 calorías

Bocadillo: 10 g de palomitas de maíz - 59 calorías

Total de calorías: 452

Cuarta semana

Has llegado a la última semana de la prueba, para este punto es cuando los resultados comienzan a notarse si has seguido al pie de la letra tu dieta y tus horarios de ayuno. No debes desconfiar, debes seguir enfocado. Los días de ayuno esta semana serán el martes y el sábado.

Lunes	Martes	Miércoles	Jueves	Viernes	Sábado	Domingo
comida	ayuno	comida	comida	comida	ayuno	comida
2000-3000 calorías	500-600 calorías	2000-3000 calorías	2000-3000 calorías	2000-3000 calorías	500-600 calorías	2000-3000 calorías

Plan de ayuno día 1

Desayuno: Batido de manzana, zanahoria y jengibre- 107 calorías

- 1 manzana - 55 calorías
- 1 zanahoria - 52 calorías
- Gengibre - 0 calorías

Cena: Pizza con pan pita - 178 calorías

- 1 pan de pita - 106 calorías
- 25 g de queso tipo crema bajo en grasas - 41 calorías
- 1 tomate - 32 calorías
- Mezcla de especias - 0 calorías

Bocadillo: 100 g de moras y un puñado de almendras - 137 calorías

Total de calorías: 422

Plan de ayuno día 1

Desayuno: Tazón con mezcla de moras - 115 calorías

- 100 g de fresas- 30 calorías
- 100 g de frambuesa - 52 calorías
- 100 g de mora azul - 57 calorías

Cena: Pollo con cous cous y vegetales asados - 314 calorías

- 130 g de pechuga de pollo - 160 calorías
- 100 g de cous cous - 139 calorías
- 1 cucharada de pasta harissa- 15 calorías
- Mezcla de especias - 0 calorías

Bocadillo: Un puñado de pistaches - 60 calorías

Total de calorías: 489

Recuerda que es muy importante que durante toda la semana lleves tu dieta limpia, así podrás obtener mejores resultados y bajarás de peso en muy poco tiempo. Respeta el ayuno y mentalízate para ver hasta dónde quieres llegar. Empezar un plan de ayuno siempre es una buena opción, si sigues al 100% este plan, para el final de la cuarta semana notarás cambios significativos en tu persona. Este es solo el comienzo, después de estas cuatro semanas puedes intentar un método más avanzado como el 16:8.

16:8

Este es un método de ayuno intermitente muy popular entre los famosos, ha demostrado tener resultados muy favorables en cuanto a la pérdida de peso. Como su nombre lo indica, debes pasar por un periodo de ayuno de 16 horas y durante un lapso de 8 horas puedes hacer tres comidas ligeras. Este es un régimen que exige más disciplina a la hora de racionar la comida, los horarios de ingesta son muy reducidos pero se acomodan a las horas del día en que necesitas utilizar más energía.

Una de las ventajas de este método es que puedes aplicar el mismo horario todos los días, haciendo ayuno desde las 8:00 pm hasta el mediodía siguiente. De tal forma que tienes un margen de 8 horas para hacer tus comidas del día. Para este propósito te recomendamos hacer tres comidas: un almuerzo justo a las 12:00 pm, un bocadillo a las 4:00 pm y una cena a las 7:00 pm.

Horario 16:8 de las 4 semanas

	8:00 am a 12:00 pm	12:00 pm	4:00 pm	7:00 pm	8:00 pm a 8:00 am
Lunes	Ayunar	Almuerzo	Bocadillo	Cena	Dormir y ayunar
Martes	Ayunar	Almuerzo	Bocadillo	Cena	Dormir y ayunar
Miércolas	Ayunar	Almuerzo	Bocadillo	Cena	Dormir y ayunar
Jueves	Ayunar	Almuerzo	Bocadillo	Cena	Dormir y ayunar
Viernes	Ayunar	Almuerzo	Bocadillo	Cena	Dormir y ayunar
Sábado	Ayunar	Almuerzo	Bocadillo	Cena	Dormir y ayunar
Domingo	Ayunar	Almuerzo	Bocadillo	Cena	Dormir y ayunar

Primera semana

El horario de comidas durante las cuatro semanas de esta prueba serán iguales, lo único que vas a variar es la comida que ingieres. Es muy importante que venzas la tentación de comer entre horarios, esta es una técnica de mucha resistencia, pero los beneficios que te brinda son muy altos. Si te das cuenta puedes aplicar esta técnica de AI en casi cualquier estilo de vida, durante las primeras horas del día y de la noche estarás ayunando, pero durante el mediodía puedes ingerir alimentos, lo cual será una ventaja para ti porque es el momento del día en el que más necesitas estar activo.

Día 1

Almuerzo al mediodía - Batido de plátano adicionado con proteína en polvo

Bocadillo a las 4:00 pm - Plátano en rodajas con una cucharada de jarabe de chocolate

Cena a las 7:00 pm - Quinoa con pollo y verduras cocidas

Día 2

Almuerzo al mediodía - Jugo de naranja con zanahoria y tomate

Bocadillo a las 4:00 pm - Bagel integral con queso crema

Cena a las 7:00 pm - Quinoa con aguacate y huevo

Día 3

Almuerzo al mediodía - Avena con frutas

Bocadillo a las 4:00 pm - Media taza de fresas con yogurt griego

Cena a las 7:00 pm - Quinoa con vegetales y pollo

Día 4

Almuerzo al mediodía - Batido de plátano adicionado con proteína en polvo

Bocadillo a las 4:00 pm - Media taza de aderezo de espinaca con rodajas de pimiento

Cena a las 7:00 pm - Huevos revueltos con champiñones

Día 5

Almuerzo al mediodía - Avena con frutas

Bocadillo a las 4:00 pm - Pan tostado integral con aguacate y cebollín

Cena a las 7:00 pm - Quinoa con vegetales y pollo

Día 6

Almuerzo al mediodía - Jugo de naranja con zanahoria y tomate

Bocadillo a las 4:00 pm - Lasaña de calabacín

Cena a las 7:00 pm - Quinoa con aguacate y huevo

Día 7

Almuerzo al mediodía - Batido de plátano adicionado con proteína en polvo

Bocadillo a las 4:00 pm - Hojuelas fritas de batata

Cena a las 7:00 pm - Quinoa con pollo y verduras cocidas

Segunda semana

Esta semana tendrás una dieta más cargada de proteínas, todo gracias a las maravillas del huevo, uno de los alimentos más nutritivos y que ha sido centro de muchos debates en la actualidad. El plan para esta semana será:

Día 1

Almuerzo al mediodía - Huevos revueltos con hongos

Bocadillo a las 4:00 pm - Avena con moras azules

Cena a las 7:00 pm - Pescado asado y ensalada

Día 2

Almuerzo al mediodía - Pan tostado integral con huevo hervido

Bocadillo a las 4:00 pm - Muffin integral de moras con media taza de fruta seca

Cena a las 7:00 pm - Filete de res con ensalada

Día 3

Almuerzo al mediodía - Avena con frutas y canela

Bocadillo a las 4:00 pm - Aderezo de aguacate con galletas horneadas

Cena a las 7:00 pm - Pasta integral con albóndigas

Día 4

Almuerzo al mediodía - Huevos revueltos con hongos

Bocadillo a las 4:00 pm - Plátanos picados con mantequilla de nuez

Cena a las 7:00 pm - Pasta con cebollas y pimientos

Día 5

Almuerzo al mediodía - Pan tostado integral con huevo hervido

Bocadillo a las 4:00 pm - Pudin de vainilla con moras azules

Cena a las 7:00 pm - Pasta integral con albóndigas

Día 6

Almuerzo al mediodía - Huevos con espárragos asados

Bocadillo a las 4:00 pm - Apio con mantequilla de maní y pasas

Cena a las 7:00 pm - Filete de res y ensalada

Día 7

Almuerzo al mediodía - Huevos con brocoli

Bocadillo a las 4:00 pm - Ensalada de zanahoria con nueces

Cena a las 7:00 pm - Pescado asado y ensalada

Tercera semana

Esta es una semana de mucha fibra, comerás avena en muchas presentaciones, por tal motivo, sentirás que estás más ligero durante estos días. No olvides que los vegetales siempre serán una parte importante durante todo el plan de dieta.

Día 1

Almuerzo al mediodía - Galletas de avena

Bocadillo a las 4:00 pm - Calabacín y calabaza horneadas

Cena a las 7:00 pm - Ensalada de kale con parmesano

Día 2

Almuerzo al mediodía - Avena con frutas y canela

Bocadillo a las 4:00 pm - Yogurt griego y piña

Cena a las 7:00 pm - Batido de aguacate y pera

Día 3

Almuerzo al mediodía - Avena con frutos secos y nueces

Bocadillo a las 4:00 pm - Dátiles con mantequilla de nuez

Cena a las 7:00 pm - Queso ricotta con miel de abeja y durazno

Día 4

Almuerzo al mediodía - Galletas de avena

Bocadillo a las 4:00 pm - Ensalada de garbanzos

Cena a las 7:00 pm - Ensalada de kale con parmesano

Día 5

Almuerzo al mediodía - Avena con frutas y canela

Bocadillo a las 4:00 pm - Garbanzos asados

Cena a las 7:00 pm - Hongo portobello relleno de atún

Día 6

Almuerzo al mediodía - Avena con frutos secos y nueces

Bocadillo a las 4:00 pm - Media taza de palomitas de maíz

Cena a las 7:00 pm - Queso ricotta con miel de abeja y durazno

Día 7

Almuerzo al mediodía - Huevos revueltos con espárragos

Bocadillo a las 4:00 pm - Edamame con pesto

Cena a las 7:00 pm - Batido de aguacate y pera

Cuarta semana

Esta es la fase final, es la parte en la que verás los frutos del esfuerzo que comenzaste hace casi un mes. Seguramente te estarás acostumbrando a este estilo de vida, verás que es bastante provechoso dedicar menos tiempo de tu día en tu alimentación y puedes dedicarte a otras cosas. Esta semana es un poco más libre, puedes comer cosas más variadas para ganar proteínas y perder grasa.

Día 1

Almuerzo al mediodía - Ensalada de atún

Bocadillo a las 4:00 pm - Hojuelas fritas de batata

Cena a las 7:00 pm - Pollo asado con ensalada

Día 2

Almuerzo al mediodía - Huevos con brocoli

Bocadillo a las 4:00 pm - Manzana con yogurt griego

Cena a las 7:00 pm - Filete de pescado

Día 3

Almuerzo al mediodía - Pasta con espinacas

Bocadillo a las 4:00 pm - Cubos de queso con tomates cherry

Cena a las 7:00 pm - Carne de res con lentejas y kale

. . .

Día 4

Almuerzo al mediodía - Portobello relleno de verduras

Bocadillo a las 4:00 pm - Granola con yogurt griego

Cena a las 7:00 pm - Caldo de res

Día 5

Almuerzo al mediodía - Filete de pescado con espárragos

Bocadillo a las 4:00 pm - Queso cottage con pera

Cena a las 7:00 pm - Pechuga de pollo con almendras y nueces

Día 6

Almuerzo al mediodía - Pan tostado integral con huevos revueltos

Bocadillo a las 4:00 pm - Pimiento con guacamole

Cena a las 7:00 pm - Manzana con jamón horneada

Día 7

Almuerzo al mediodía - Avena con manzana y canela

Bocadillo a las 4:00 pm - Apio con queso crema

Cena a las 7:00 pm - Quinoa con vegetales

Recuerda que el horario de ayuno será de las 8:00 pm hasta las 12:00 pm del día siguiente, debes planear todas tus comidas para que ocurran durante la tarde. Con cuatro semanas de práctica estarás listo para continuar con tu plan de ayuno de manera indefinida. Lo importante no es tanto que sigas horarios y planes, sino que cambies tu estilo de vida para integrar comida y patrones de alimentación más saludables.

Este fue el final de nuestro recorrido por el mundo del ayuno intermitente, con esta información te será muy sencillo lograr los propósitos que te propongas. El AI es una técnica milenaria que ha demostrado ser de gran efectividad. Para finalizar, encontrarás unas reflexiones finales en las que te agradezco de manera adecuada que me hayas acompañado a lo largo de este libro.

PALABRAS FINALES

Te agradezco mucho haberme acompañado en este viaje por el mundo del ayuno intermitente, espero que hayas podido encontrar en este libro respuestas a tus dudas sobre el ayuno. Mi principal motivación para escribir este libro fue compartir con los demás los maravillosos resultados que tiene el ayuno intermitente cuando lo haces parte de tu vida. Es algo excelente para la salud, además es algo que es muy fácil aplicar en tu rutina y que hace más sencillo conseguir tus metas de bajar de peso.

Para que puedas aprovechar los beneficios que el ayuno puede brindarte es necesario que conozcas mejor la forma en la que funciona tu organismo. Por ello dedicamos tanto tiempo revisando qué es el metabolismo, cómo se aprovecha la comida y qué se necesita para quemar la grasa. Toda esta información te hará más consciente de lo que comes y de lo que está pasando dentro de tu cuerpo cuando estás ayunando. Con los métodos de AI que hay en este libro podrás encontrar las maneras de hackear tu metabolismo y aprovechar los beneficios del ayuno sin la necesidad de pasar largos periodos de inanición.

En este libro aprendiste importantes temas como los estados del metabolismo, el papel de la glucosa y la insulina en la sangre, entre otros. Toda esta información te hará conocerte mejor, podrás tomar mejores decisiones a la hora de alimentarte y, por tal razón, tu salud mejorará. Si eres disciplinado con lo que comes llegará el día en el que no necesites hacer ayuno porque tu organismo estará funcionando óptimamente gracias a una ingesta alta en alimentos nutritivos.

Ahora que ya conoces con detenimiento en qué consiste este método dietético puedes elegir la técnica de ayuno que mejor se ajuste a tus deseos, tus horarios y tus posibilidades. Una vez que comiences te darás cuenta de que es bastante más sencillo de lo que te habías imaginado y te preguntarás por qué no lo habías hecho antes, verás que estarás mucho más cerca de tener tu peso ideal y de tener la figura que siempre has deseado. El ayuno intermitente es el método más sencillo que existe para perder ese peso extra con resultados duraderos. Ni siquiera las dietas, ni los ejercicios, ni los productos milagrosos pueden ayudarte a bajar tanto de peso.

Puedes variar entre los distintos tipos de ayuno, si ves que uno (16:8, 5:2, ADF) no funciona como tú quieres, entonces puedes cambiar a otro plan. Lo importante como siempre es la constancia, si no sigues al pie de la letra todas las indicaciones entonces no podrás conseguir los resultados esperados. Cada persona es diferente y todos tenemos circunstancias en la vida que nos obligan a veces a hacer cosas que no queremos. Tal vez tienes toda la disposición de hacer un ayuno prolongado, pero por alguna cosa u otra no podrás, pero nunca te desanimes, como mencioné antes, el ayuno aun en períodos cortos puede traerte los mismos beneficios que el ayuno extendido.

El ayuno intermitente es más que solo un método para perder peso o un plan de dieta, es un estilo de vida saludable que puede ayudarte a superar problemas de salud relacionados con el corazón, los riñones, el cerebro o las articulaciones. Algo tan simple como dejar de comer por un periodo de tiempo extenso puede hacer milagros por tu salud. Como pudiste aprender en este libro, tu alimentación juega un papel crucial en la efectividad del AI, recuerda que entre menos calorías ingieras y mejor sean los alimentos de tu dieta, mejores serán los beneficios que te dará el ayuno intermitente.

Si hay una única lección que me gustaría que te llevaras para siempre de este libro es que para bajar de peso y ser más saludable es necesario tener un cambio de mentalidad. No busques bajar de peso solo para lucir bien, busca ser una persona más saludable porque quieres vivir mejor, porque te interesa transformarte y llegar a ser alguien diferente. Tu cuerpo es tu templo, tienes que respetarlo y saber escuchar sus necesidades, entender que hay un ritmo para todo y que las llaves a la grandeza están dentro de ti. No esperes que tus problemas de salud se arreglen simplemente bajando de peso, sino cambiando la manera en la que vives y tratas a tu cuerpo.

El ayuno puede ser solo el comienzo de un largo camino de autoconocimiento y crecimiento personal, si ya estás dando el paso para ser una persona más saludable puedes seguir el camino y convertirte en una mejor persona también. Solo aquellos que se arriesgan logran conseguir lo que otros consideran imposible, la diferencia entre los ganadores y los perdedores es que estos últimos ni siquiera lo intentan. No te quedes al margen de las cosas, toma las riendas de tu vida y sal a conseguir todos los días resultados que te acerquen cada vez más a tus sueños.

Verás que los beneficios de ser una persona responsable con su alimentación y que sabe escuchar a su cuerpo serán más grandes de los que cualquier plan de dieta puede brindarte. El ingrediente principal en cualquier proyecto que emprendas es una actitud positiva, no importa qué tanto ayunes o ejercicio hagas si no tienes la mentalidad y la motivación correcta para perseguir tu sueño. La belleza exterior es algo superficial, tus motivaciones deben ir más allá, verás que entre más alto apuntes más lejos llegarás en la vida. El ayuno intermitente le ha dado buenos resultados a millones de personas, tú no puedes quedarte atrás, ahora ya tienes todos los conocimientos necesarios para usar este método de forma segura, pero sobre todo efectiva.

Por último, me gustaría agradecerte una vez más que hayas elegido este libro, en el mercado hay muchos textos acerca de este fascinante tema pero puedes tener la confianza de que toda la información que estás encontrando aquí es completamente verídica y está basada en investigaciones y libros especializados en el tema. Puedes confiar plenamente en todo lo que he compartido contigo en estas páginas, tu integridad y salud están seguras, si realmente deseas aplicar las técnicas que has encontrado aquí no dejes pasar ni un segundo más, tu peso ideal y una salud envidiable están a solo unas semanas de distancia.

Gracias por leer este libro, espero que lo hayas disfrutado.

Por favor visita el sitio donde lo compraste y deja una reseña. Tus comentarios son importantes tanto para mí como para futuros lectores que gracias a ellos decidirán si quieren leer este libro.

Muchas gracias!

— FLAMINIA DEL MORAL

¿QUIERES MÁS?

¡Consigue el Recetario del Ayuno Intermitente **Gratis**!

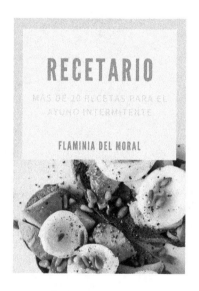

Escanea el código QR para **descargar.**

(https://BookHip.com/SWJXNHR)